大人のアスペルガー症候群

加藤進昌

講談社+α文庫

文庫版まえがき

『ササッとわかる「大人のアスペルガー症候群」との接し方』を出版してから3年余が経過しました。私の予想を超えて本書に対する反響は大きく、この病気で悩んでいる方がいかに多いかを実感させられました。2008年に昭和大学附属烏山病院に開いた専門外来とデイケアには今も問い合わせが多く、受診のご希望にこたえきれない状況が続いています。

この症候群の名前が浸透してきた一方で、その中身についてはまだまだ誤解が多いように思います。それは受診を求めてくる皆さんだけでなく、診察をする精神科医の側にもあります。実は私自身も、3年前と今では診断する「目」がずいぶん変わってきたと実感するのです。専門外来をこれまでに受診してきた方はすでに2000人を超え、デイケアに登録されたアスペルガー症候群を中心とする発達障害の人たちも150人に達しています。以前はわからなかった彼らの特徴を、あらためて認識する毎日です。

本書は初版の構成をもとにしながらも、この間の私自身の経験をふまえて内容を大幅に書き直しました。それには自身のつらい体験をつづってくれた多くの患者さんの訴えが、また今に至るまでの苦労を語ってくれた親御《おやご》さんたちの回顧談が、何よりのテキストになったと感じます。また講談社生活文化局の岡部奈央子さんに感謝しなければなりません。彼女の強い後押しがなければ本書はありませんでした。

アスペルガー症候群は天賦《てんぷ》の才能でも、歴史上の偉人の形容詞でもありません。この障害に日々つらい毎日を送っている人たちの理解と支援に、本書が少しでも役立つことを願ってやみません。

2012年6月

昭和大学附属烏山病院院長
加藤《かとう》進昌《のぶまさ》

大人のアスペルガー症候群

目次

CONTENTS

第3章 アスペルガー症候群の治療法について

CONTENTS

本文イラスト/松本奈緒美　編集協力/五十嵐まや子

第1章

アスペルガー症候群の大人はこんなに困っている

学校の成績はよく、就職したまではよかったけど、なぜか仕事や人間関係がうまくいかない……そんな中に「大人のアスペルガー症候群」をかかえた人がいる場合もあります。

大人のアスペルガー症候群
～私、こんなことで困っています～

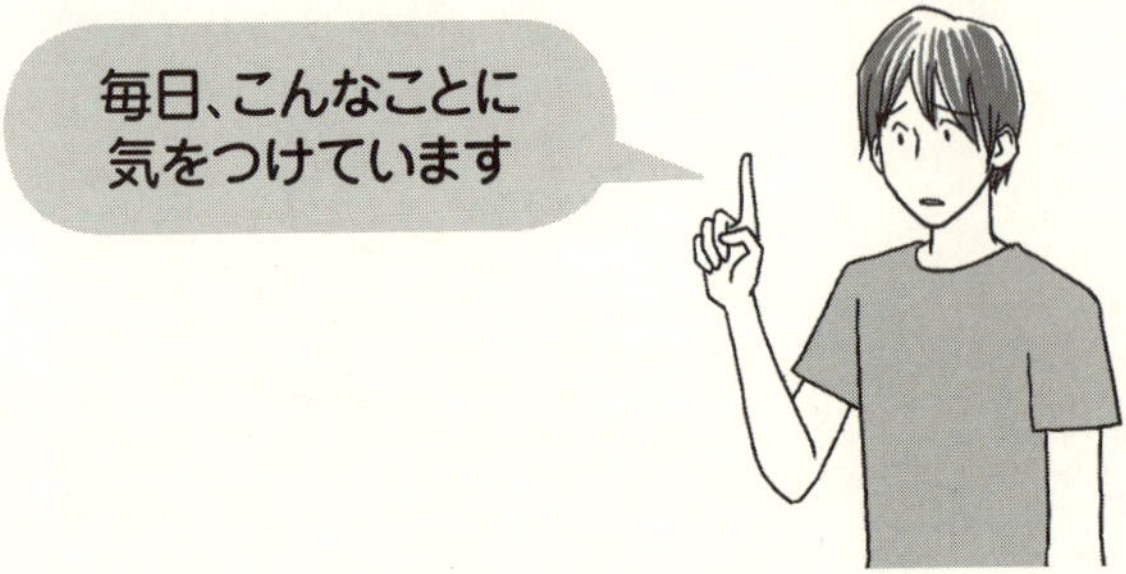

●「失礼」なことをいわないようにしている
（相手がなぜ怒っているのかわからないこともあるけど……）

●ゴミ捨ての日を忘れないようにチェックする
（日にちや時間の感覚がよくわからない）

●人としゃべるときは、意識して前を向く
（油断していると、あらぬ方向を向いてしまうので）

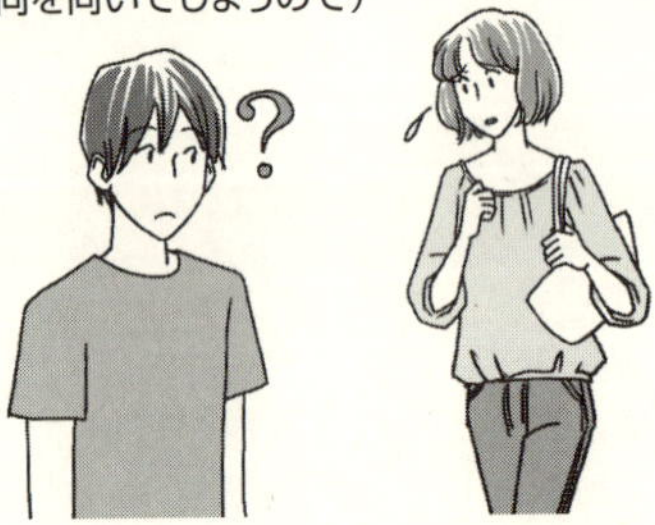

こんな工夫をしています

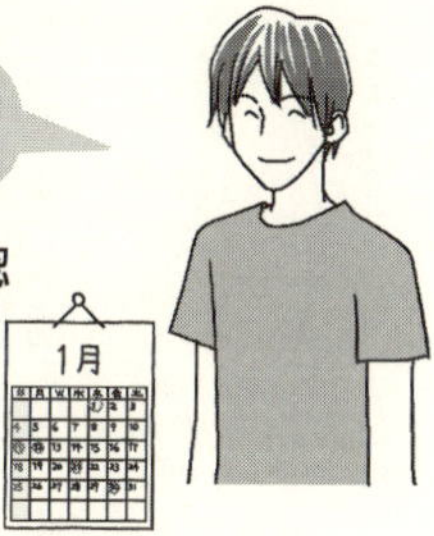

- カレンダーに予定を書きこんで確認
  （ときに、書き忘れてしまうことも……!）
- 「開かずの間」をつくる
  （自分が避難できる場所を確保）
- 用件の確認にはメールを多用する
  （メールが長すぎる。用件のみにするようにいわれることも……）
- 大事なものを入れる場所は、1ヵ所に限定する
  （あまり細かく区分するとそれだけでヘトヘト……）

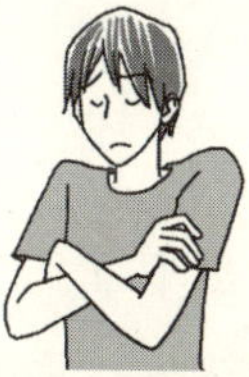

それでもこんなことで困っています

- 突然「キレて」怒ったり、きついことをいってしまう
  （あとで反省しても手遅れ）
- 何か作業をしていると、集中しすぎてしまう
- モノを集めすぎて部屋にあふれても、「景色化」して片づけない
  （家族からいつも苦情をいわれます）
- 油断すると「どこ見てしゃべってるの?」といわれてしまう
- 感情的に怒られるとフリーズしてしまう
- 注意してくれる人がいないと、周りの雰囲気に合わない行動をしてしまう

なんとなく「ヘン」な大人たち
「アスペルガー症候群」とは？

「アスペルガー症候群」というのは、「発達障害」と呼ばれる一群の病気の中のひとつです。発達障害には、「自閉症（高機能自閉症を含む）」「ＡＤＨＤ（注意欠如多動性障害）」「ＬＤ（学習障害）」などがあり、いずれも、脳機能に偏《かたよ》りがあることで引き起こされる、生まれつきの病気です。

アスペルガー症候群の特徴は「知的な遅れがないこと」。しかし、「社会性の欠如」「コミュニケーション能力の欠如」「興味の偏りが強い」という特性は小学校に上がる前から明らかです。子どものときは活発に遊び回っていた子が大きくなると引きこもるようになったという場合は、別の病気を考えなくてはいけません。

知的にはむしろ高いことも多く、「周囲からはちょっと変わった子だな」と思われるだけで、そのまま大人になってしまうケースも珍しくありません。大人になって社会に出てから人間関係がうまくいかないなどの問題が表面化してしまいます。

「アスペルガー症候群」とは……

「社会性の欠如」「コミュニケーション能力の欠如」「興味の偏りが強い」といった特性を持つ、発達障害のひとつ。知的障害がないため、「ちょっと変わった子だな」という印象を持たれながらも、診断を受けないまま大人になるケースも多い。

社会に出て、対人交渉が必要になると、さまざまな問題が表面化する。

アスペルガー症候群は、「発達障害」と呼ばれる病気の中のひとつ

※発達障害には「自閉症(高機能自閉症を含む)」「ADHD(注意欠如多動性障害)」「LD(学習障害)」などがある。

アスペルガー症候群

ADHD（注意欠如多動性障害）

高機能自閉症

LD（学習障害）

自閉症

13　第1章　アスペルガー症候群の大人はこんなに困っている

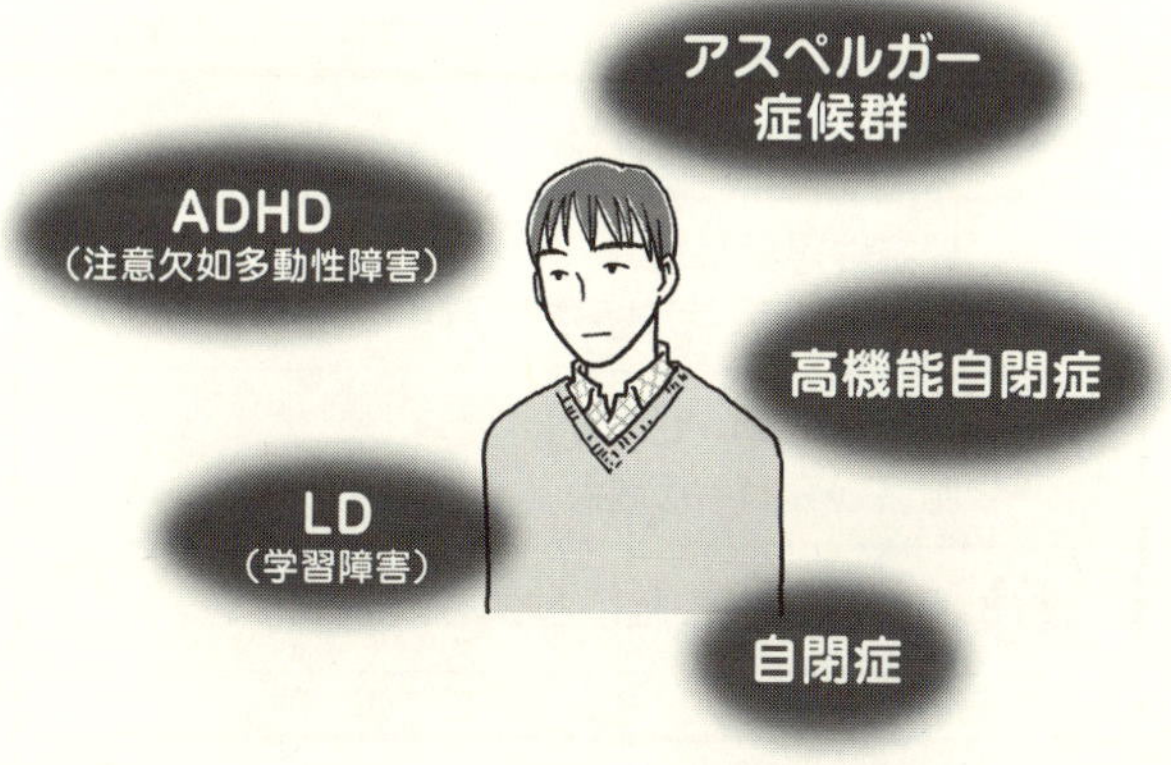

アスペルガー症候群の人の特徴

❶	言葉の裏の意味やあいまいさ、「あ・うんの呼吸」を読み取るのが苦手
❷	表情を変えず淡々と話し、ときどき、回りくどい説明をする
❸	仕事の優先順位をつけづらい
❹	予定通りにいかないとパニックになる
❺	接客は苦手だがパソコン入力や翻訳業務が得意
❻	ざわざわした環境にいると音が聞き分けられない
❼	理論は得意だが、手先を使うような実技は苦手
❽	毎日会っている人でも服装が変わると混乱する
❾	冗談が通じず、相手とは「直球勝負」

出典／AERA 2012年3月19日号

今、「大人」のアスペルガー症候群が増えている？

アスペルガー症候群は生まれつきの障害のため、本人自身も成長の過程で「自分はどこか他の人とは違っている」という「生きづらさ」を感じているのが常です。しかし、親や教師、医師がアスペルガー症候群のことを知らないと、障害のあることに気づかず、受診にまで至らないことがよくあります。小学校、中学校といった時期には、決められた枠の中で生活していくことが求められます。本人は違和感を持っていても、枠から大きくはみ出さない限り、周囲はスルーしてしまうことが十分ありえます。

ところが、社会に出ると、一生懸命やっているのに仕事がうまくいかない、相手の説明がうまく理解できない、周囲から「変わっている」といわれてうとまれるなど、「生きづらさ」が現実のものとして、本人にのしかかってきます。

アスペルガー症候群の実数が現代では増加しているかという質問をよく受けま

す。その頻度はアメリカでは120人に1人といわれており、日本での報告も同じくらいです。おそらく現代になって増えたというよりは、広く知られるようになってきたというのが正しいでしょう。

アスペルガー症候群には比較的知能の高い人が多く、さまざまな情報を集めて「自分はアスペルガー症候群なのではないか?」と推察して、医療機関を訪れるケースが目立ちます。インターネットなどの普及によりアスペルガー症候群の情報量が増えていることが、患者数を増やしているという面もあります。

Point

受診のきっかけは、社会に出てからどうも仕事がうまくいかない、人間関係がうまくいかないといった「困り感」から。ただし、アスペルガー症候群のせいということもあるが、必ずしもそうではないケースもある。

病名が知られるようになったことも増加傾向の一因

今までは 「自分はどこか人と違っている」という自覚はあっても、アスペルガー症候群のことを知らないため、受診に至らなかった。

↓

インターネットの普及などにより、アスペルガー症候群の情報量が増えた

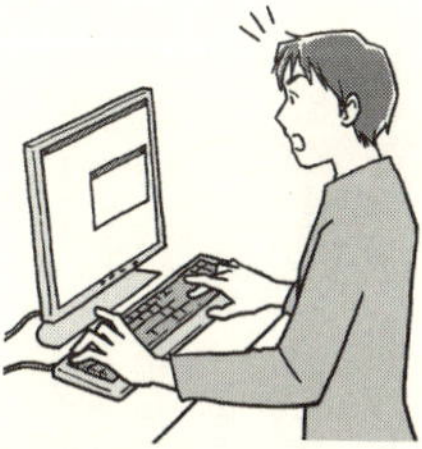

↓

「もしかしてアスペルガー症候群なのでは?」

↓

受診「アスペルガー症候群」と診断

発達障害は「子どもだけの病気」ではない？

「発達」という言葉がついていると、確かに「発達中の子どもの病気」と思われるかもしれません。実際に、自閉症やＡＤＨＤ、ＬＤなどは、学校生活に大きな影響があることなどから、子どもの病気というイメージが強いものです。知的能力の高いアスペルガー症候群の場合は、他の発達障害に比べて気づきにくい面もありますが、やはり、子ども時代には「公園に連れていっても、他の子どもには見向きもしなかった」「迷子になっても泣かないので、探すのに苦労した」「ニュースを読むような平板なしゃべり方をしていた」など、『不思議ちゃん』といったエピソードを持っているのが常です。

しかし、発達障害は、遺伝的な素因も含め、母親の胎内にいるうちから形成される「脳」に機能障害が起こる生まれつきの病気です。それは「脳の特性」ともいえるため、その特性は大人になっても変わることはありません。

子どものころの発達障害による影響は?

ADHD
不注意・衝動性・
多動性の行動特性がある

LD
読字障害・書字障害・
算数障害がある

自閉症
言葉の発達の遅れ・知的障害・
コミュニケーション障害・
強いこだわり・感覚過敏

→ 子どものころ、学校生活を送る上で大きな影響が出る

高機能自閉症
自閉症の約2割に見られ、当初は言葉の発達の遅れはあるが、知的障害はない

アスペルガー症候群
社会性の欠如・コミュニケーション能力の欠如・強いこだわりがあるが知的障害はない

→ 何らかの独特な行動は見られるが、学校生活に支障がないことも多い

「大人のアスペルガー症候群」

「誤診」されがちな

社会性の障害やコミュニケーション能力の欠如、興味の幅が狭いといったアスペルガー症候群特有の症状が顕著になると、社会生活を送る上で次第に困難をきたすことが多くなってしまいがちです。

そうなると、多くの人は心の病気を疑い「精神科」を受診することになります。精神科で正しくアスペルガー症候群の診断を受けられればよいのですが、万一、アスペルガー症候群にあまり詳しくない医療機関にかかってしまうと、誤診されてしまう可能性があることは否定できません。

近年、精神科の診断は、「DSM-Ⅳ」という世界的な診断基準に照らし合わせて行うことになっています。アスペルガー症候群の場合、単純にDSM-Ⅳの診断基準と症状とを照らし合わせると、統合失調症や社交不安障害などと重なる特性が多々あります。それが、誤診を招くひとつの要因となっています。

近いうちに診断基準が改訂されて、ＤＳＭ-５となる予定です。この基準ではアスペルガー症候群という名称はなくなって、自閉症などとともに自閉症スペクトラムというカテゴリーに統一するという議論がされています。アスペルガー症候群という「ブランドイメージ」が先行してしまい、自閉症とは別の何か「かっこいい」病気という誤解が各国に共通して増えているからといえるかもしれません。

Point

精神科医療の中でアスペルガー症候群が表面化したのは1981年で、注目されるようになったのは過去10年くらいである。また、自閉症を診る機会の多い児童精神科の臨床経験がある精神科医はごくわずかである。医療機関にかかる際には、アスペルガー症候群の治療が可能かどうか、事前に問い合わせることが望ましい。

「統合失調症」などと誤診されることも

「アスペルガー症候群」のことを
よく知らない医療機関にかかってしまうと……

統合失調症

社交不安障害

気分障害

その他の
精神疾患

誤診!
発達障害に
気づかれない!

診断基準「DSM-Ⅳ」

- 融通がきかない
- 興味の幅が狭い
- 反復的な行動
- 表情が乏しい
- 感情の平板化
- 周囲への無関心

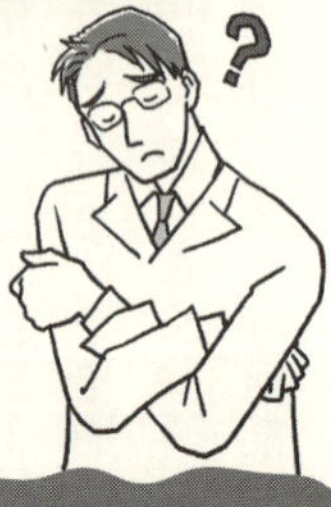

見分けがつかない!

「自閉症スペクトラム」って何？

「自閉症」「高機能自閉症」「アスペルガー症候群」は、「自閉症スペクトラム」と呼ばれる連続体の疾患です。これらは「広汎性発達障害《こうはんせい》」とも呼ばれます。自閉症は多くの場合、知的障害を伴いますが、そのうち2割程度の人は知的障害を伴いません。そのためはじめは言葉の発達に遅れがありますが、やがて言語能力が発達してきます。これが高機能自閉症と呼ばれる一群です。

アスペルガー症候群の場合は、言葉の発達にも遅れがなく、知的障害も伴いません。しかし、その他の特徴は自閉症、高機能自閉症と共通しているため、この3つはスペクトラム（連続体）であると考えられているのです。

診断基準が改訂されてDSM-5の時代になると、これまで広汎性発達障害、あるいは略称としてPDDと呼ばれていたこの疾患群は、自閉症スペクトラムの略称であるASDという名前のほうが一般的になるかもしれません。

自閉症スペクトラムとは?

「自閉症」「高機能自閉症」「アスペルガー症候群」は、同様の特徴を持った連続体の疾患と考えられ、「自閉症スペクトラム(autism spectrum disorders : ASD)」と呼ばれている。DSM-Ⅳでは、別の疾患も含んで「広汎性発達障害(pervasive developmental disorders : PDD)」と総称されている。

自閉症スペクトラムの概念図

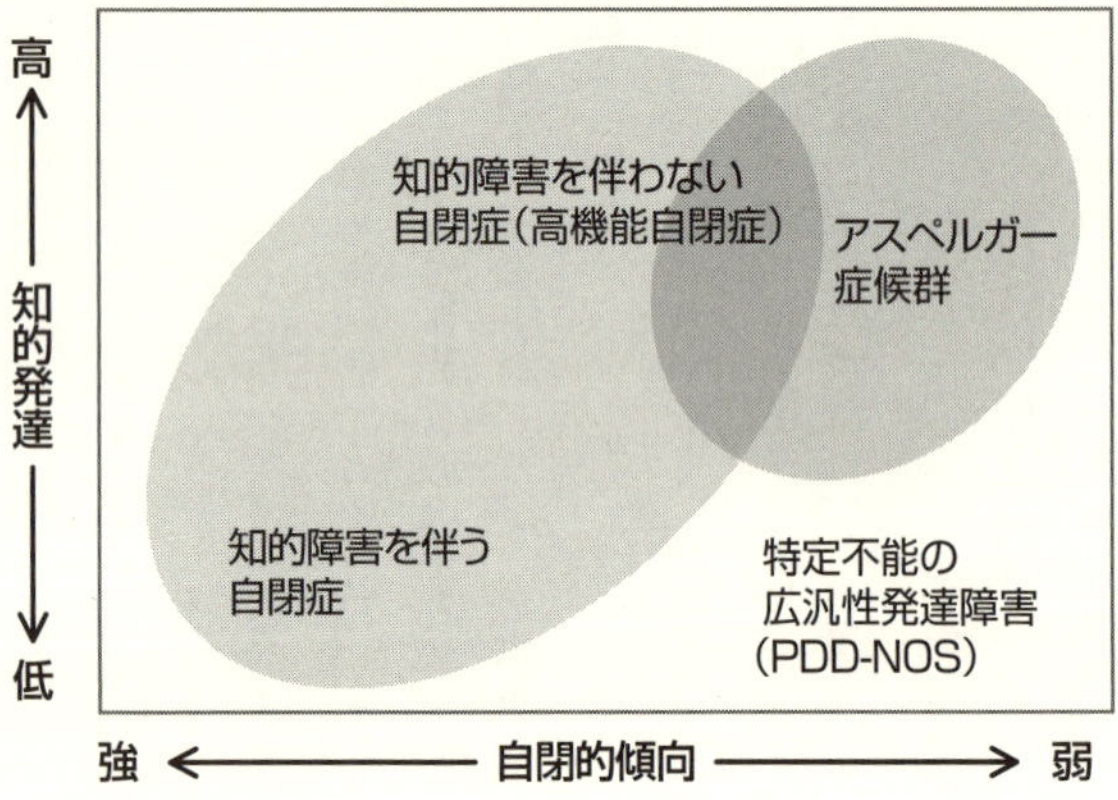

スペクトラム（連続体）

自閉症

「言葉の発達に遅れがある」「身振りや手振りなど、言葉以外のコミュニケーションが難しい」「物・行為・人・場所などへの強いこだわりがある」「感覚過敏がある」などの特徴があり、多くは知的障害を伴う。

高機能自閉症

自閉症の中で、知的障害を伴わない群が2割程度いる。それが高機能自閉症である。はじめは言葉の発達に遅れがあるものの、やがて言語能力が発達して、アスペルガー症候群との見分けがつきにくくなる。

アスペルガー症候群

言葉の発達に遅れがなく、知的障害も伴わない。ただし、すべての自閉症の特徴を備えたアスペルガー症候群は比較的少なく、一部の症状のみを持つ「典型的でない広汎性発達障害（PDD-NOS）」のほうがずっと多い。他の特性は自閉症と同じ。

すべての「診断基準」を満たさない場合アスペルガー症候群といえる？

大人のアスペルガー症候群が増えている背景には「子ども時代に病気に気づかれなかった」という問題があります。学生時代は、集団の場でも大きな問題が表れないような軽度のアスペルガー症候群の人は、ＰＤＤ-ＮＯＳ（典型的でない広汎性発達障害）の可能性が高く、アスペルガー症候群より、一段と裾野《すそ》が広いと考えられています。ＰＤＤ-ＮＯＳの人は、世界共通の診断基準「ＤＳＭ-Ⅳ」の条件を満たしていないため、アスペルガー症候群という診断名をつけることができません。

アスペルガー症候群は、知的障害がないため乳幼児健診などの機会に見つけるのが困難な病気です。加えて、すべての条件に合致しないＰＤＤ-ＮＯＳを見抜くのはさらに難しいといえます。

また、アスペルガー症候群の人の家系には、ＰＤＤ-ＮＯＳといえるような「風変わりな人」が複数見つかることが多いのも特徴です。

「典型的でない広汎性発達障害」と呼ばれてしまう

PDD-NOSとは……

診断基準のすべての条件を満たさないPDD-NOSの人は、アスペルガー症候群よりも裾野が広く、その頻度もずっと高いと考えられる。乳幼児健診でPDD-NOSを見つけるのは難しい。だから、その中心的症状である社会性の障害をその段階で見つけ、可能であればできるだけ早期に治療的介入をすることが望まれる。

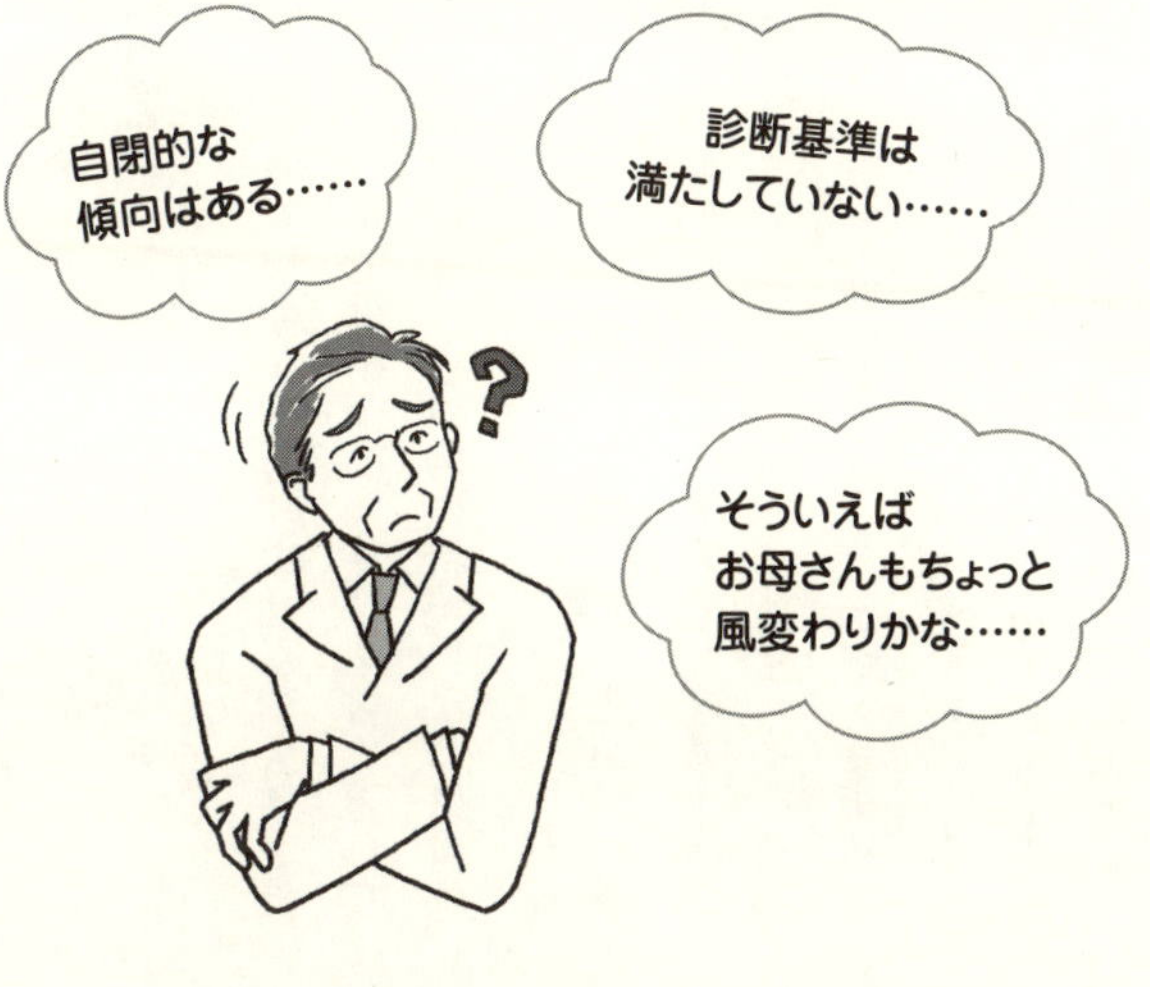
自閉的な
傾向はある……
診断基準は
満たしていない……
そうういえば
お母さんもちょっと
風変わりかな……

会話がうまく成立しないのは「言葉のウラが読めない」から

アスペルガー症候群の人たちには文章力の高い人が少なくありません。会話ではコミュニケーションがうまくできないのに、メールでは格調高い文章を書くといったことがよくあります。つまり、文語には強いけれど、その場の状況によって意味合いが微妙に変化する口語に弱いのです。

会話の中で出てきた数字だけに注目してしまうことも特徴です。あいまいさのない数字にひかれるためだと考えられます。この傾向は幼児期から顕著で、赤ちゃんのときの愛読書が「食品成分表」だった、道路を走るお気に入りの自動車のナンバープレートを積み木で再現した、といったエピソードを母親から聞くことがあります。

社会人になると、会議で誰に向かって言ったか判然としない指示やその場の雰囲気で、なんとなく今後の仕事の方向性が決まり、出席者の間で暗黙の了解になることがよくありますが、そこでアスペルガーの人はひとり取り残されてしまうのです。

数字と文語に強いが、口語には弱い

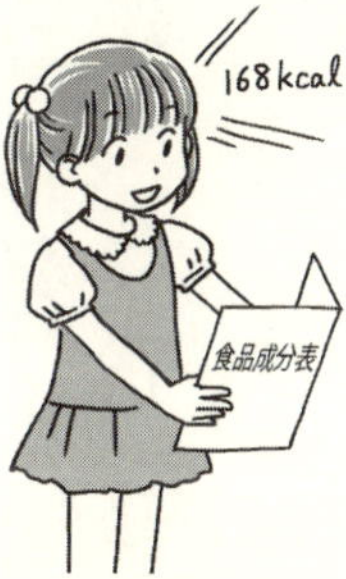
168kcal
食品成分表

子どものころから
数字に注目してしまう
特性を持っている。

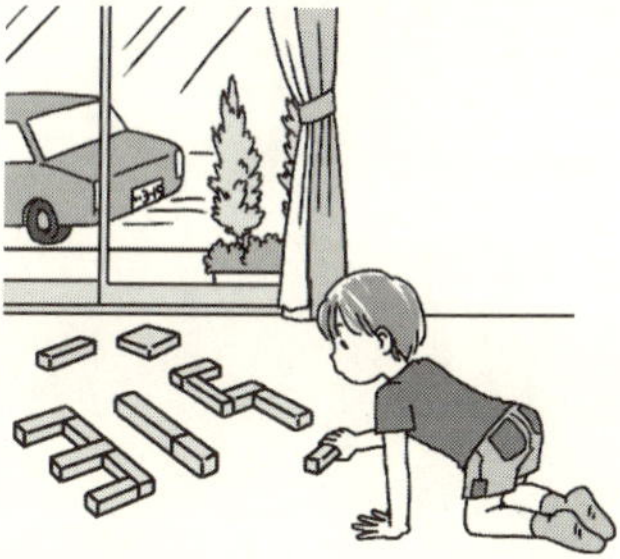

話し言葉に弱く、
〝なんとなく〟の決まりごとが
理解できない。

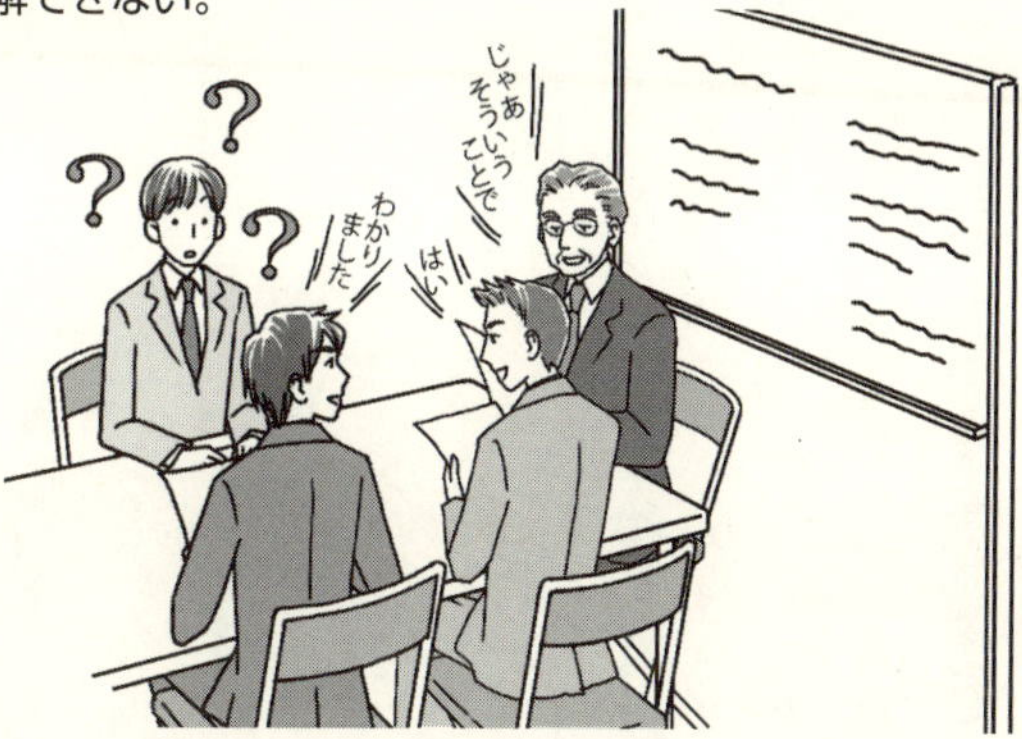
じゃあ そういうことで
わかりました
はい

作業の「同時進行」が必要な仕事は難しい

　私たちは、社会生活を送る上で、ごく自然に2つのことを同時進行することが可能です。たとえば、話を聞きながらメモを取るということは、特別難しいことではありません。しかし、アスペルガー症候群の場合、話を聞くときは「聞くこと」に集中するため、同時に「メモを取る」ことには困難を感じます。

　会議などでよく見られる光景ですが、上司が要点を板書しながら、別の指示を口頭で伝えたりすると、パニックに陥《おちい》っても不思議はありません。この場合、個々の内容を記憶する能力が低いわけではないことに注意すべきです。

　アスペルガー症候群の人には、個別の記憶容量は抜群に大きいが、複数の情報源が重なると同時処理できない、微妙な変数が入るとフリーズしてしまうといった、ちょうどコンピュータのような脳の特性があるのです。指示を与えるときは要点を具体的に伝え、順を追って達成させる必要があります。

脳の特性から2つのことを一度に行うのは困難

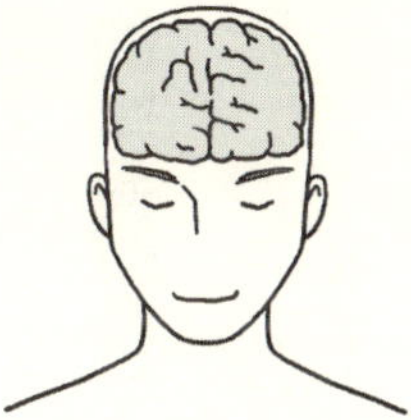

**アスペルガー症候群の人は、
複数の情報処理が苦手という
脳の特性を持っている**

そのため……

**2つのことを
同時進行することが難しい!**

**話を聞きながら
メモを取る**

**電話をしながら
書類を見る**

↓

パニック!

すべての音が耳に入ってくるため「選択的注意」ができない

「選択的注意」というのは、たくさんの情報の中から自分に必要な情報だけを取り出すことのできる能力です。たとえば、雑踏の中で友人と話をしていても相手の声が聞こえるのは、それ以外の騒音にフィルターをかけることができるからです。ところが、アスペルガー症候群の人は、うるさい環境の中ではすべての音が耳に入ってきてしまうため、相手の声に集中することができません。

そのため、アスペルガー症候群の人は、ガヤガヤとした環境がとても苦手です。アスペルガー症候群の人にとって、耳栓はある意味必需品といえるかもしれません。耳栓をしたほうが、かえって相手の声が聞き取りやすくなり、仕事もはかどるといえます。

一方で、赤ちゃんの泣き声や掃除機の音にひどく反応するなどの聴覚過敏の症状を持つこともよくあります。聴覚と視覚を同時に動員することが必要な同時進行が苦手という特性も、こういった感覚の異常が関係している可能性があります。こういった感覚の異常については、聴覚だけでなく、視覚や触覚についてもアスペルガー症候群の人の特徴としてよく取り上げられます。洋服のタグが気持ち悪い、小さいときにずっと同じ服を着たきりにするのでお母さんが困ったというエピソードです。ただしこういった現象が本当に感覚の異常によるものかどうかについては、実は客観的な証拠は少ないのです。単に主観的に「過敏だ」と訴える人との区別は困難なのが実状です。

Point

聴覚における特徴は、視覚や触覚にも当てはまると考えられるが、こういった問題を客観的に実証した研究は存在しない。

選択的注意とは……

たくさんの情報の中から不必要な情報にフィルターをかけ、自分に必要な情報だけを取り出すことのできる能力。アスペルガー症候群の人は、ガヤガヤとした環境の中にいるとすべての音が耳に入ってきてしまうため、必要な情報に集中することが難しい。これは、視覚や触覚にもいえることである。

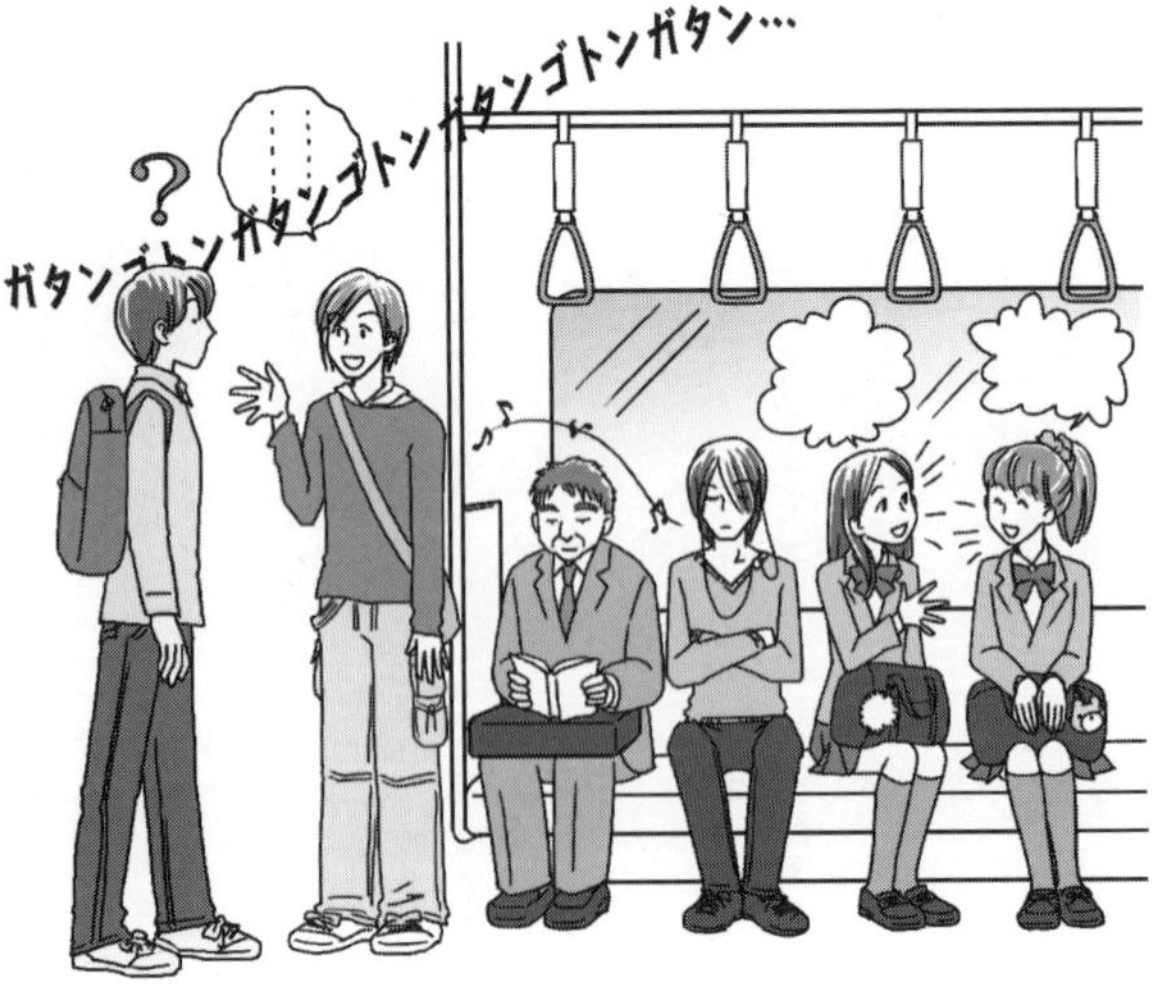

「対人交渉」が重要な仕事は苦手になりがち

アスペルガー症候群の人は、狭い範囲で深い知識を得ることが非常に得意です。そのため、多くの情報を記憶することや反復的な作業を根気よく続けることに優れています。そういった職務の中でよい成績を収めると、やがては認められて管理職に出世することになります。

ところが、管理職になると、対人交渉の必要な仕事がぐっと増えることになります。あるいは、優秀な社員だからということで、幹部候補生として他の部署も経験させようと、営業などに回されるケースもあります。

しかし、こういった対人交渉が重要な仕事は、アスペルガー症候群の人がもっとも苦手とする分野です。一般的にはアスペルガー症候群の人は、立身出世に関心はありません。多くの人の人生を左右しかねない、例えば人事のような仕事に彼らを回すことは、本人にとってもその影響を受けた人たちにとっても不幸なことです。

コミュニケーションに障害があるため対人交渉は苦手

社会性の障害

想像力の欠如

コミュニケーション能力の障害

↓

スムーズな人間関係を築くのが困難

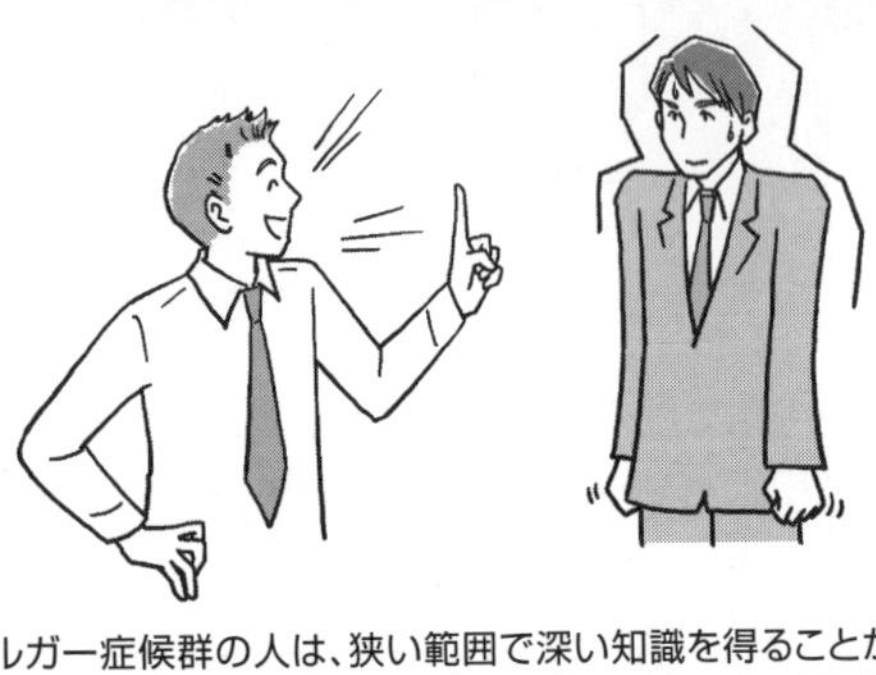

アスペルガー症候群の人は、狭い範囲で深い知識を得ることが得意なため、記憶することや反復的な作業を根気よく続けることに優れている。逆に対人交渉が重要な管理職や営業職には向いていない。

「予想外」の仕事や予定が入るととまどってしまう

アスペルガー症候群の人は、「想像力を働かせる」という作業が難しく、すばやく発想の転換をすることが不得手です。これは、応用力に欠けるという形で現れ、急な予定の変更についていくことに困難を感じます。

数字や漢字などの「不変的なもの」に対しては安心感を持ちますが、「変動するもの」には強い不安を感じるのです。そのため、日常の場面では予定外の仕事にひどくとまどってしまうという行動を示します。

どうしてこのような症状が現れるかについて、正確なことはわかっていません。しかし、顔の認知や表情の変化の認知、先を見越した行動などを支配する複数の脳領域が関わっていると考えられています。アスペルガー症候群の人は、この働きが弱いため、「変動するもの」を理解するのに時間がかかり、急な予定変更に対応しづらいのです。

変動するものに弱いため臨機応変の対応は苦手

アスペルガー症候群の人に特徴的な脳機能障害が関わっている。まだ確定していないが、顔の認知（側頭葉の下面）、視線や表情の動き（側頭葉の後方）、内省・自己認識（前頭葉）といった脳部位が関係するといわれている。

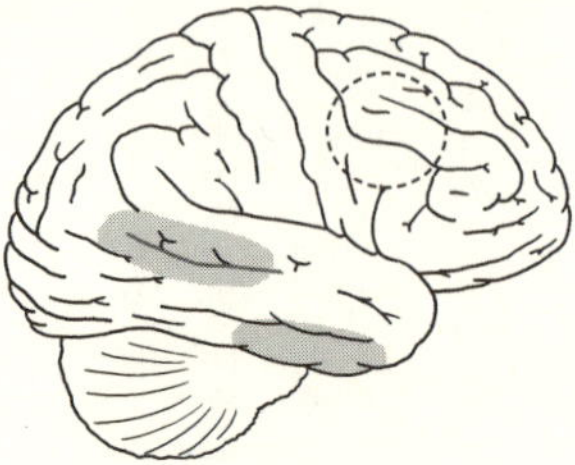

変わらないもの（数字・漢字など）	変動するもの（人の表情や仕事の流れなど）
↓	↓
安心感を抱く	**不安感**を抱く

↓

予想外の仕事や予定が入ると、とまどってしまう

「表情認知」ができないから人間関係は「ギクシャク」する

人間は生まれながらにして人の顔に興味を示します。乳児に人の顔型を見せ、その視線を追う実験をしたところ、乳児は明らかに人の顔に興味を示し、顔型の移動する方向へ視線を向け続けたといいます。しかし、アスペルガー症候群の大きな特徴は、アイコンタクトができないことです。実際、毎日会っている会社の同僚でさえ服装が変わると見分けられないというのは、その延長線上にあります。

また、「表情」を見たときに、そこから相手の感情を読み取ることも苦手です。これは、見たものの「動き」を解釈する、脳の「側頭葉《そくとうよう》」という部分に障害があることと関わりがあるといわれています。

たとえば、怒った表情で近づいていっても、それを見て自分が怒られているということを理解するのは難しいのです。相手の様子にふさわしい態度が取れないため、どこへ行っても人間関係はギクシャクとしてしまいます。

見たものの「動き」を解釈する脳の働きに障害がある

アスペルガー症候群の人にとって、「人の顔」ほどわかりづらいものはない!

➡ 毎日会っている同僚や、友人の顔が覚えられない

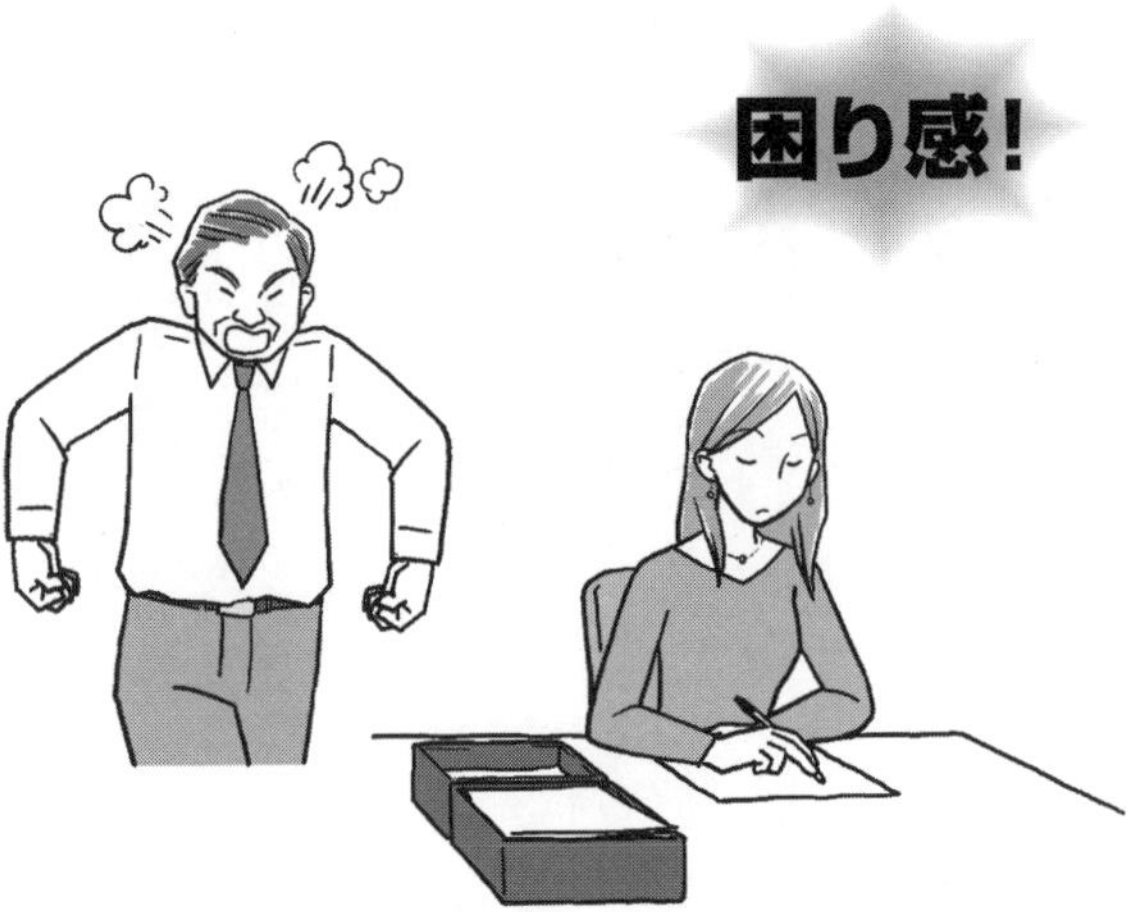

アスペルガー症候群の人は、見たものの動きを解釈する脳の働きに障害がある。そのため、表情から相手の感情や考えていることを読み取ることが困難。相手の様子にふさわしい態度が取れないため、どこに行っても人間関係はギクシャクしてしまう。

本人は「生きにくさ」を感じて「つらい思い」をしている

アスペルガー症候群の人は、その状況にマッチした表情ができないため、「喜怒哀楽がないのではないか」と、思われてしまうこともしばしばです。しかし、アスペルガー症候群の人にも、当然うれしいときや悲しいときがあります。

たとえば、アスペルガー症候群の人は、自分のすべてを受け入れてくれる祖父母にかわいがられて育った経験を持つ人が多いといわれています。そんな祖父や祖母が亡くなったときでも、悲しい顔をすることができないため、周囲にはその悲しみが伝わりません。しかし、あとから「悲しくて、もう自殺してしまいたい」などといって、周囲を驚かせることがあります。

どんなときでも安心できる対象を喪《うしな》った悲しみは、人一倍大きなものがあります。それが変わらないモノへの傾倒を強める結果になります。周囲の人にはわかりにくいのですが、本人は生きづらさをかかえながら日々の生活を送っているのです。

アスペルガー症候群の人には「感情がない」わけではない

その場にふさわしい「表情」をすることができない

例えば……

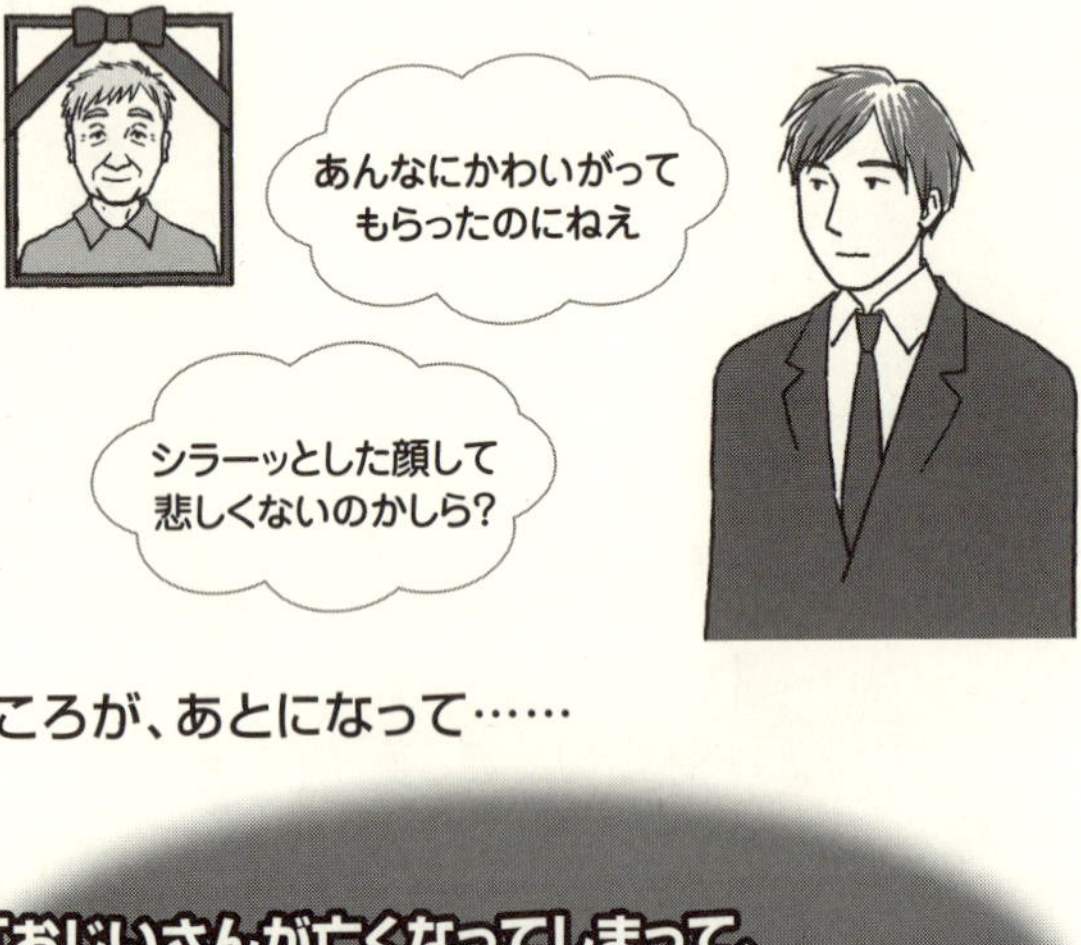
あんなにかわいがって
もらったのにねえ
シラーッとした顔して
悲しくないのかしら?

ところが、あとになって……

「おじいさんが亡くなってしまって、
悲しくて、悲しくて、もう自殺してしまいたい」
などと発言し、周囲を驚かせる

「アスペルガー症候群は天才」説は本当なのか？

歴史上の偉人を取り上げて、彼らはアスペルガー症候群だったという本が出ていますが、これは証明できるはずもなく、議論するだけ無駄です。

確かにアスペルガー症候群の人の「一点集中」度は高く、特殊な能力を発揮する人がいることは確かです。自閉症でそういう人を「サヴァン症候群」とも呼びます。でもそれから天才、偉人に持ち込むのは飛躍が過ぎます。

かつて統合失調症が特殊能力の源泉のようにいわれた時代がありました。そのときにも多くの偉人が病気にされてしまいました。それと同じようにこの仮説の大部分は雲散霧消するだろうと私は思っています。

アスペルガー症候群の人たちは、抜群の記憶容量を持っています。公式の応用例が1000あれば全部覚えて、何とか社会で生きていく術を得ているのが彼らです。そういう意味では彼らは秀才ではあっても、決して天才とはいえないと思います。

アスペルガー症候群は天才というより努力の人

アインシュタインやレオナルド・ダ・ヴィンチ、ガリレオ、織田信長などの偉人がアスペルガー症候群だったという説がある。

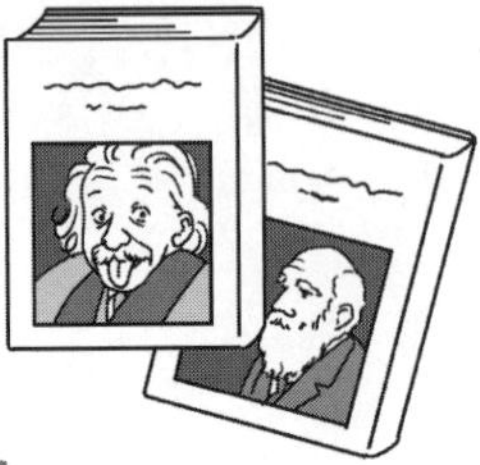

証明できないし、根拠も薄弱

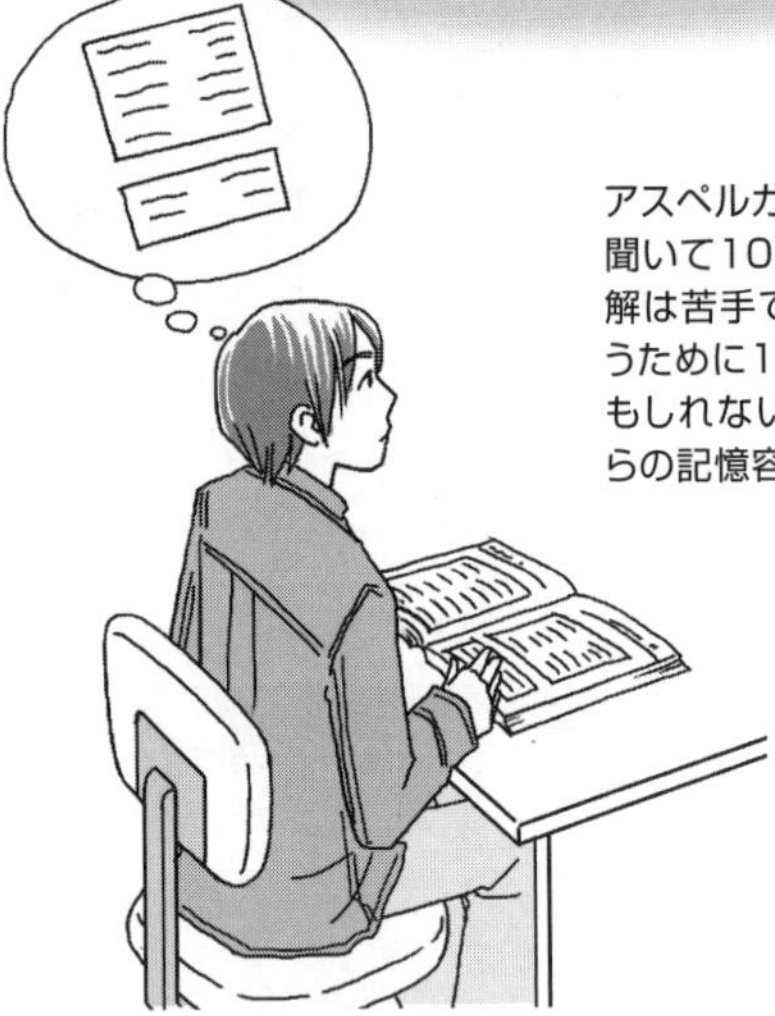

アスペルガー症候群の人は、「1を聞いて10を知る」といった形の理解は苦手である。いわば、「1を行うために100を知る」といえるかもしれない。そのためなのか、彼らの記憶容量は抜群に大きい。

アスペルガー症候群は知能が高いのか？

天才説がまことしやかにいわれたのも、「自称アスペさん」が後を絶たないのも、これに関係するかもしれません。

私たちの外来患者さんたちでの統計結果では、知能のうち言語性知能については、アスペルガー症候群の人たちは有意に高いという結果が出ました。中には驚異的な数字を出す人たちもいます。やっぱり天才？

これは児童を対象にした高機能自閉症の研究では否定されていたものです。まだ研究途上ですが、アスペルガー症候群の人たちは言語に関心が高く、そちらの知能が成長に伴ってより発達するのではないかと私たちは考えています。ただし、この場合も、もうひとつの知能である動作性知能は一般と変わりがありませんでした。

これは言語によらない知能で社会性、処世術につながります。やっぱり社会で抜きんでる偉人には届かないような気がします。

言語性の知能は高いが動作性の知能は一般と変わらない

WAIS-Ⅲとは……

大人の標準知能検査。一般人口の統計では、言語性知能と動作性知能はほとんど差がなく、また2つの平均値は100になる。

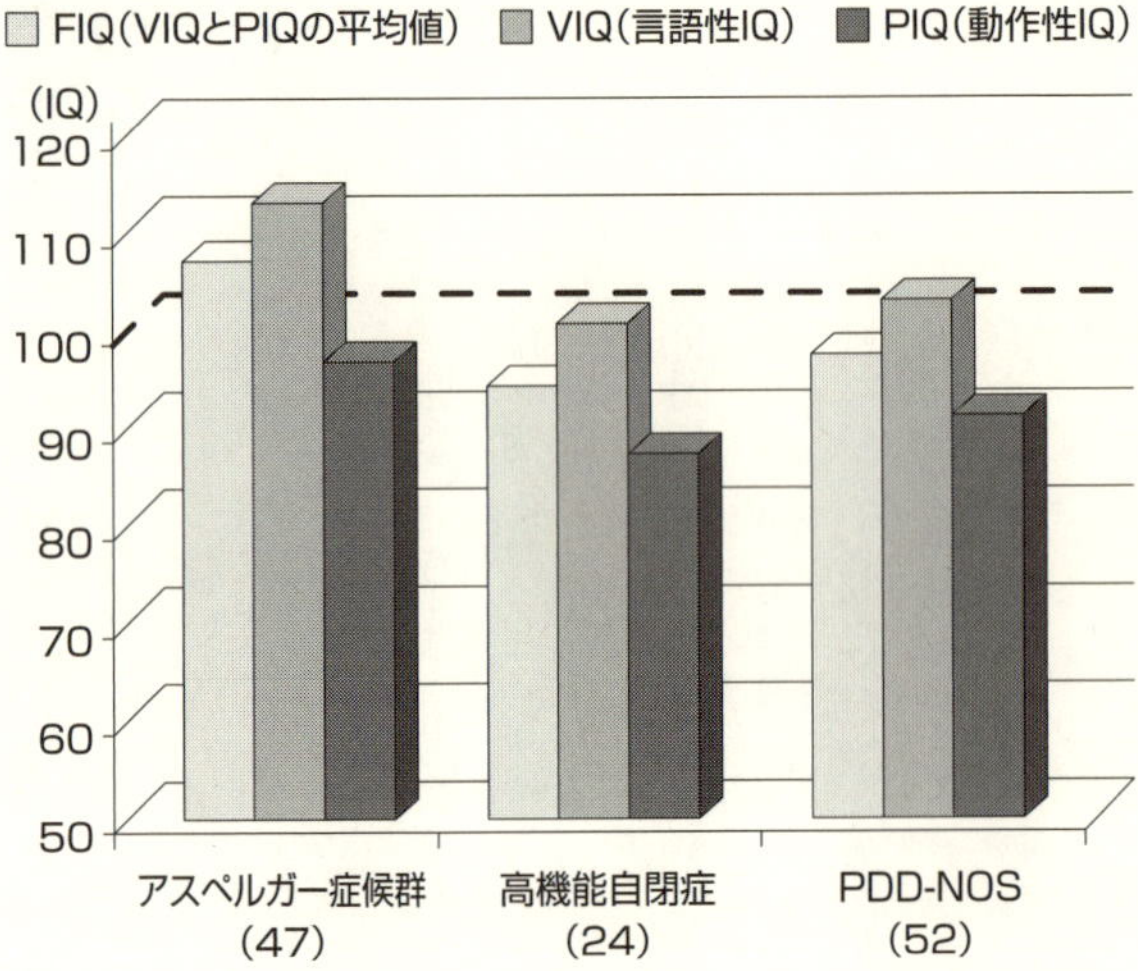

FIQ（VIQとPIQの平均値）
VIQ（言語性IQ）
PIQ（動作性IQ）
（IQ）
120
110
100
90
80
70
60
50
アスペルガー症候群
（47）
高機能自閉症
（24）
PDD-NOS
（52）

上のグラフは、アスペルガー症候群の人と、高機能自閉症、PDD-NOSの人のWAIS-Ⅲの結果。アスペルガー症候群の言語性IQは、平均の100よりもかなり高いが、一方で動作性IQは一般人口と差はなく、言語性と動作性の2つのIQの差も大きいことがわかった。（カッコ内は各群の数）

（金井智恵子氏らの研究〔2011〕による）

コラム

「自称アスペさん」が増えている？

烏山病院の統計から

私たちは昭和大学附属烏山病院で2008年から、大人のアスペルガー症候群を専門にした外来とデイケアを開きました。グラフは開設以来の初診受付件数の推移を示しています（図1）。新聞やテレビでの紹介があったりして、かなりの増減がありますが、最近では予約申し込みが初診枠数を大きく超える月が続いています。

2008年の外来開設以来2年間の初診患者さん（総数708名）についての診

断結果を円グラフに示します（図2）。アスペルガー症候群を含む自閉症スペクトラムが約40％、注意欠如多動性障害（ＡＤＨＤ）が約10％という結果でした。

専門外来ですので、本人もしくは家族、あるいは主治医などから「発達障害では？」という疑問が出て訪れた人たちに限られるのに、この結果でした。つまり、約半数の受診者には、私たちのほうから「発達障害ではないと思います」と申し上げたことになります。アスペルガー症候群に限れば、全体のわずか15％しか、その診断には至りませんでした。

図1　発達障害外来初診予約件数

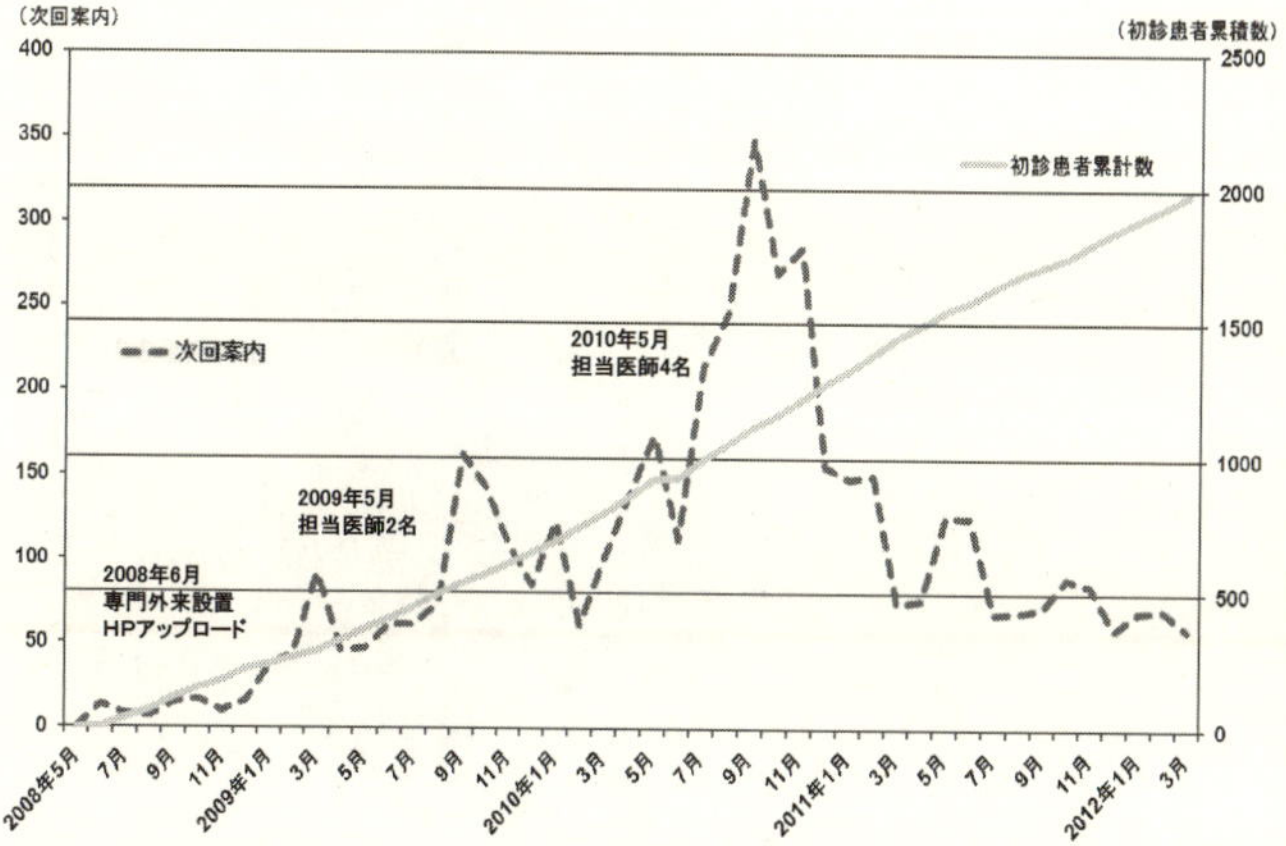

点線（次回案内）は、電話申し込みをいただいても、初診枠を超えてしまった総数を示す。

図2　発達障害外来の診断結果（総計708名）

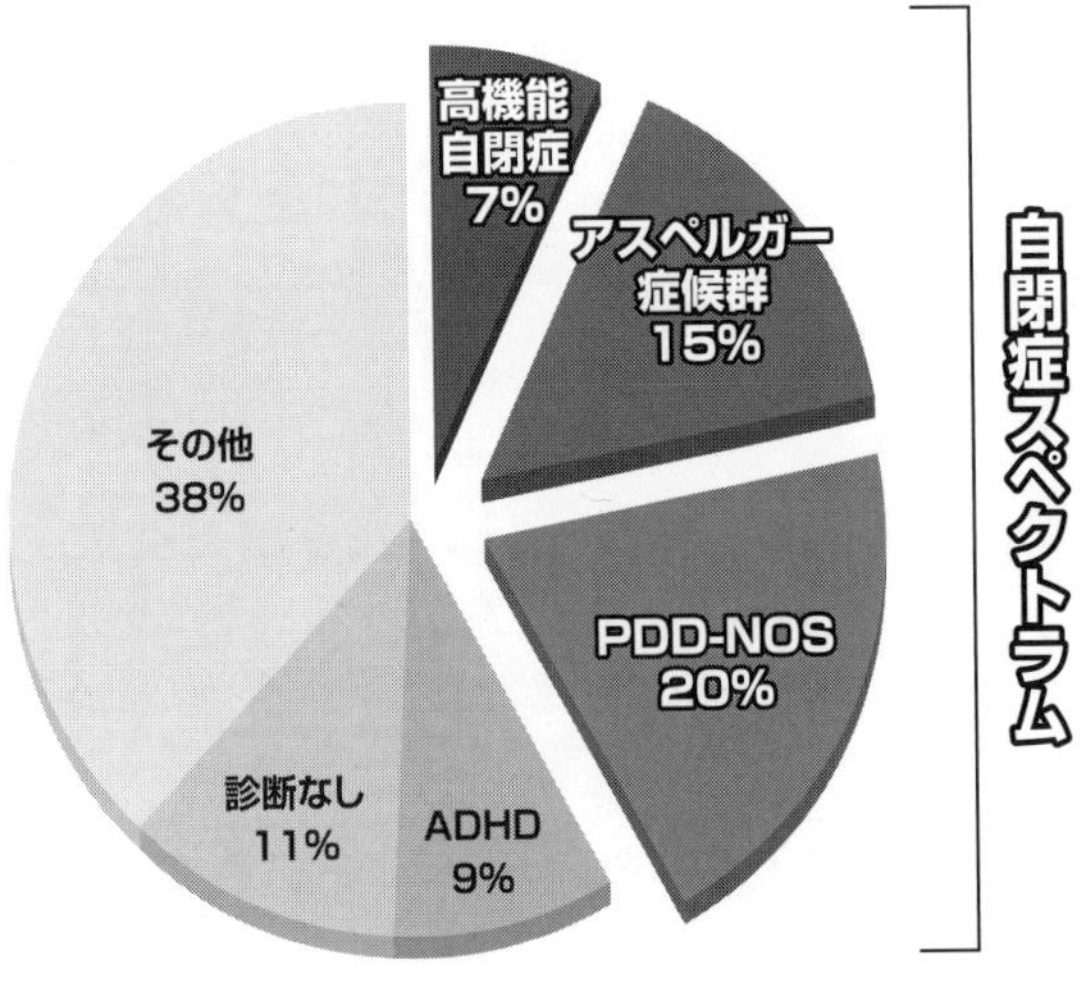

自閉症スペクトラムが合計で約40%、注意欠如多動性障害（ADHD）が9%、診断がつかない人が11%という結果に。

統計は正しいのか？

これは何を意味するのでしょうか。もっとも単純には私たちの診断が正しくない可能性です。実際、診断結果を告げると「その根拠は何か？」と詰め寄られることがままあります。アスペルガー症候群に限らず、精神疾患の診断は主観的に訴えられた内容をもとに判断するのが普通で、内科などのように数字に表れるものは多くありません。

もっとも私たちも評価スケールのような客観的な指標も多少は使用しています。しかし、これも万能ではないのが実状です。ですが、多くの患者さんを診てきた中で、私たちはアスペルガー症候群の人たちの特徴をかなりつかめるようになってきました。また、はっきりしない人たちは、デイケアで様子を観察するようにしています。完全ではありませんが、このグラフはたぶん現実を反映しているのではないかと私たちは考えています。

診断からもれた人たちはどんな人たちか

約半数の違うとされた人たちは、どういう人たちなのでしょうか。私たちは自閉症スペクトラムではないと考えた人たちには、結果をお伝えして、元のクリニックにもう一度返信をつけて戻っていただくようにしています。

その内訳は実に多様です。精神科的には「診断なし」とした人たちも多いです。これは無理に診断をつけることもない、「フツー」の方たちです。結婚後、家庭で会話がなくなってしまった、家庭を顧みないというご主人をアスペルガー症候群に違いないと引っ張ってくる奥さん、会社で失敗して「このKY！」「医者に行ってこい！」と怒鳴られた会社員の男性、社員の肩たたきに疲れた人事部長さんなどです。

こういう場合、私は奥さんに、「アスペルガー症候群はいつでも、どこでも、誰とでも、生まれたときからずっと、アスペルガー症候群です」と申し上げるようにしています。家庭だけでアスペルガー症候群の症状が出るということはありえないのです。それに結婚されたのであれば、結婚前からアスペルガー症候群の特徴は明らかだったはずで、アスペルガー症候群の特徴に「惚《ほ》れて」結婚したはずです。実際、当事者のカップルにはそういうほほえましい組み合わせがよくあります。

会社員の場合も、人事や営業職を何年もやってきた、ましてや部長に昇進した、などという経歴は、アスペルガー症候群の人にとっては、エベレストに登るようなものです。

パーソナリティ障害との微妙な関係

精神科の診断が必要かなと思われる例については、本文の中でもいくつかの病気を挙げました。これらは、それぞれに間違いやすい病気として、重要な問題点を含んでいます。

こういう人たちで特に目立つのは、パーソナリティ障害と思われる人たちです。パーソナリティ障害とは、性格に著しい偏りがあり、生活に支障が生じるほどの状態のことをいいます。この場合、生育歴や環境の要因などを総合して判断するのですが、これが、私たちが「自称アスペさん」と申し上げざるをえない人たちです。自分のパーソナリティに起因する問題を「アスペルガー症候群」という、ちょっと横文字でかっこいい、外からやってきた概念で片づけようというものです。

私は、外来でこういう人たちと相対することが圧倒的に多く、正直に申し上げてかなりの負担に感じてきました。でも続けているうちに、「違うかも?」と思うようになってきたのです。パーソナリティの問題に悩む人は昨今非常に多く、特に都会の精神科クリニックでは最大の「お客さん」だと思われます。

メンタルケアはやはり皆さんに必要

パーソナリティ障害と思われる場合、自分のパーソナリティの問題点に向き合っていただくことが重要です。そして、あらためて周囲との客観的な距離をはかり内省に至る、周りにもときに配慮を求める、といった手法が取られます。

しかし、多くの患者さんについて、紹介元のクリニックでも、そういったある意味面倒な手続きを取らずに、発達障害というレッテルで片づけているんじゃないだろうか、と思うようになってきたのです。

パーソナリティの問題と思われる場合、紹介先に非常に苦労します。当人にも治療者にも直面化を迫るこの病気に向き合ってくれるところがあまりにも少ないのです。

アスペルガー症候群の問題は大変に深く、重要です。しかし、そこに精神科にとってのもうひとつの大きな問題が見えてきたようにも思います。

第2章

アスペルガー症候群を理解するために

現在、アスペルガー症候群を解明するために、脳科学的な側面から研究が行われています。徐々にわかってきたこともあり、研究を治療に結びつける努力がなされています。

アスペルガー症候群は「病気」？
それとも「個性」？

アスペルガー症候群の特性である「がんこ」「こだわりがある」「空気が読めない」「反復的な作業が得意」「記憶力がいい」「仲間と群れない」といった症状は、個性的な性格傾向ということもできます。

福祉的に見ると、アスペルガー症候群は「個性」であって、「病気」とはいわない立場を取ることが多いようです。ひとりの人として接するときは、ある意味それは正しいことなのかもしれません。

しかし、例えば目が見えない人に対して、目の見えないことを「個性」だとは誰もいいません。アスペルガー症候群は、生まれながらにして脳機能に偏りのある「発達障害」という病気です。「個性」というオブラートに包むことによって問題をあいまいにするより、きちんと「病気」としてとらえ、適切に対応していくのが医療の正しいあり方といえるでしょう。

福祉的には「個性」でも医学的には「病気」である

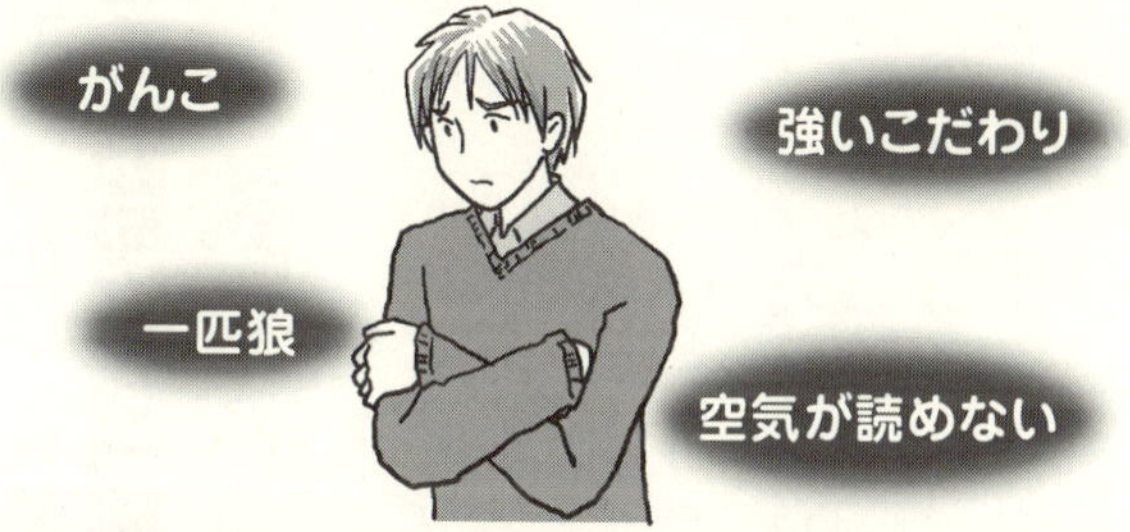

福祉的な立場からは「個性」ととらえることもできる

しかし……医学的には「病気」である

目が見えない人に対して、目の見えないことを「個性」とはいわない。アスペルガー症候群は、生まれながらにして脳機能に偏りのある「発達障害」という病気である。

病気としてとらえることによって、適切な「治療」や「療育」が可能になり、本人の「生きやすさ」につながる

成人のアスペルガー症候群を「診てくれる」のは「何科」？

アスペルガー症候群は、大人になってからの「生きづらさ」に対処する上でも、できれば子どものうちに発見し、療育を始めることが望ましいといえます。しかし、現実には大人になるまで気づかれずに過ぎてしまうことも多いのです。

大人になってから治療を始める場合は、やはり大学病院や総合病院の精神科にかかることをお勧めします。しかし大人の場合、アスペルガー症候群と診断されても「治療法はありません」と門前払いのような対応をする医療機関も多いのが現実です。一方で自閉症の診療に慣れている児童精神科は18歳までなどという制限を設けていることが多いようです。予約も1～2年先までいっぱいというところもあります。

各都道府県には「発達障害者支援センター」が設置されており、また、その他就労の相談などには「障害者職業センター」が対応してくれる可能性があります。成人アスペルガー症候群の相談にも対応してくれるはずなので、問い合わせてみるとよいでしょう。

ただし、アスペルガー症候群の診断が下せる専門医がいる病院は、実際のところあまり多くはありません。かかった医療機関に、アスペルガー症候群に詳しい医師がいないと、他の精神疾患と誤診されてしまうこともあります。できれば、事前に電話などでアスペルガー症候群を診てくれるかどうかを確認したいものです。また、心理カウンセラーが相談に乗ってくれるケースもあります。

発達障害者支援センターとは

発達障害児（者）への支援を総合的に行うことを目的とした専門的機関。

ただし、人口規模、面積、交通アクセス、既存の地域資源の有無や自治体内の発達障害者支援体制の整備状況などによって、各センターの事業内容には地域性がある。

詳しい事業内容については、お住まいになっている地域の発達障害者支援センターに問い合わせを。

発達障害者支援センターの役割

❶ 相談支援

❷ 発達支援

❸ 就労支援

❹ 普及啓発・研修

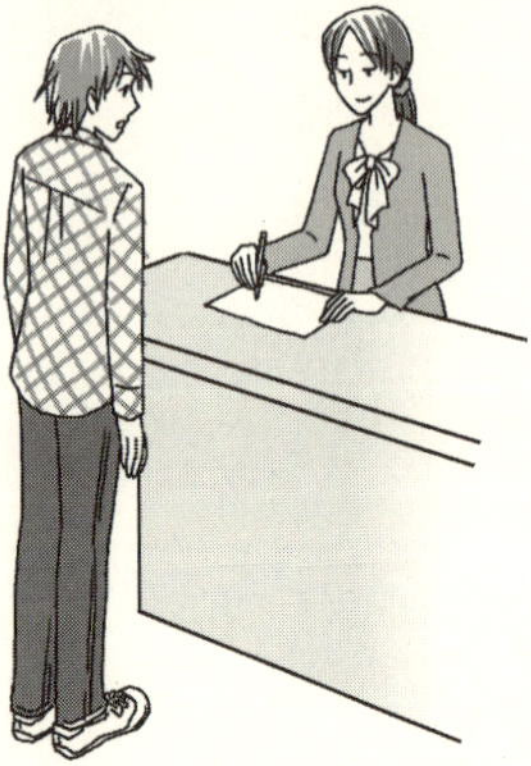

アスペルガー症候群と間違いやすい「統合失調症」とは？

アスペルガー症候群の人が「何か様子がおかしい」と思って、病院にかかるとき、「統合失調症」と診断されるかもしれません。

統合失調症は、幻覚（主に幻聴）、妄想、会話の脱線、感情の平板化、意欲の欠如などが見られる精神疾患です。これらの特性は、アスペルガー症候群の人が見せる行動と、一見似かよった面があります。

例えば、アスペルガー症候群の人は、以前に起きた光景を一瞬のうちにこと細かに思い起こすことができます。想起の仕方があまりに突然なため、幻覚を見ていると間違われるケースがあります。また、アスペルガー症候群の人と話していると、しばしば会話がかみ合わなくなることがあります。これは自分の頭の中で組み立てた文脈だけに沿った話を一方的にして、相手の文脈に考えが至らないためです。

いずれも原因は異なりますが、症状が似ているため誤診されやすいのです。

統合失調症とは……

幻覚（主に幻聴）、妄想、会話の脱線、感情の平板化、意欲の欠如などが見られる精神疾患。青年期に発症しやすく、社会的に引きこもってしまうことも多い。

こんなところが間違われやすい！

幻　覚

統合失調症：

幻覚の種類は「死ね」という声が聞こえるなどの「幻聴」が多い。

アスペルガー症候群：

突然の記憶想起やファンタジーが、幻覚の一種「幻視」と間違われることがある。

会話の脱線

統合失調症：

思考に統合性がないため、周囲には、支離滅裂なことを話していると受け取られる。

アスペルガー症候群：

自分の関心のあることにしか興味がないため、話題が突然脱線してしまう。

妄　想

統合失調症：

「死ね」などという幻聴が被害妄想を引き起こし、周囲の対応に過敏に反応。

アスペルガー症候群：

いやな出来事を急に思い出すことが、妄想と思われてしまう。また、ファンタジーに没入しやすい点も妄想と思われたりする。

感情の平板化

統合失調症：

病気が進むと外界への関心がなくなり、内に引きこもってしまう。

アスペルガー症候群：

表情認知が苦手なため、自分も感情の表し方がよくわからない。結果、無表情に。

アスペルガー症候群との違いは？
「強迫性障害」との関係

「強迫性障害」というのは不安障害の一種で、自分では無意味だとわかっているのに、ある一定の行動を強迫的に繰り返してしまう障害をいいます。たとえば、外から帰って手を洗うとき、強迫性障害の人は何度洗っても汚れが落ちない気がして、1時間以上も手を洗い続けるというような行動を取ります。

その症状は「手が汚れたのではないか」という考えにとらわれることがはじめにあります。これを強迫観念といいます。そして、その不安を解消するために儀式的な行為を繰り返してしまうもので、これを強迫行為といいます。

強迫性障害の診断基準を見ると、「一定のスケジュールにとらわれる」「ひとつのことに過剰にのめりこむ」「融通がきかない」など、アスペルガー症候群とよく似た行動が記されています。しかし、アスペルガー症候群の人たちが繰り返す「こだわり行動」には、「無意味だと頭ではわかっているのに！」といった悩みがあまり見られません。これは周囲から見るとかなり奇異な側面です。まるで自分のことがよくわからないかのように見えるのです。

Point

アスペルガー症候群では、「こだわり行動」そのものも独特な様式を取ることが多い。約束したことだからと状況が変化してもいつまでも続けたり、くるくる回るものを毎日飽きることなく見つけて歩き回るなどである。しかもそれに対して知的には高いにもかかわらず、内省がまったくないように見える。

強迫性障害とは……

自分では無意味だとわかっているのに、ある一定の考え（強迫観念）にとらわれて、それを解消する行動（強迫行為）を繰り返してしまう。その背景には「不安」があり、不安障害の一種に分類される。たとえば、外出先から帰ると何度手を洗っても汚れが落ちない気がして、1時間以上も手を洗い続ける（不潔恐怖）、自宅を出る際に鍵をかけたかどうか何度も確認する（確認癖）……などの行動を取る。

アスペルガー症候群と強迫性障害の症状は一見よく似ている

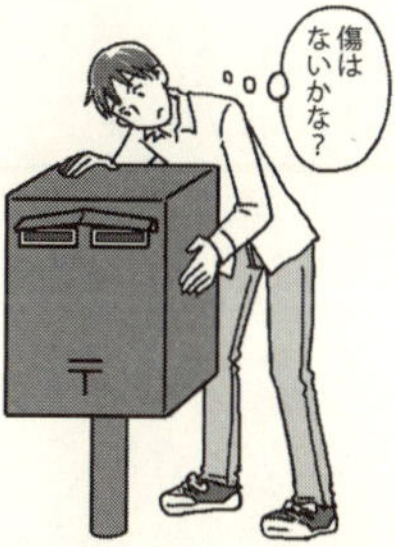

- 一定の順序やスケジュールにとらわれる
- ものを何でも取っておく
- がんこ
- 部屋の中のものの位置にこだわる
- 何でも余分に買い置きしておかないと気がすまない
- 気になることは徹底的に調べる

社交不安障害とアスペルガー症候群との関係

よくアスペルガー症候群の「二次障害」として取り上げられるのが社交不安障害です。古くは「対人恐怖症」といわれたものに当たります。周りの人たちに敏感なあまり、「傷つき体験」を重ねた末に引きこもってしまうのです。この結果だけ見るとアスペルガー症候群の人たちが思春期以降に陥りやすい状況とよく似ています。

しかし、アスペルガー症候群の特徴は幼児期から一貫しています。その症状は終生変わりません。一方で、社交不安障害は幼児期には十分な共感性を持っています。それが思春期になって、いじめを受けるなどの外的要因によって発病します。

対人関係の持ち方を見れば、アスペルガー症候群の人たちは「鈍感」といってもよいのに対して、社交不安障害の人たちは「過敏」といえるかもしれません。

社交不安障害は、二次障害というよりは、間違いやすい病気のひとつだと私は考えています。治療的な関わりもいわば正反対のアプローチが取られます。

似ているようでまったく違う障害

アスペルガー症候群

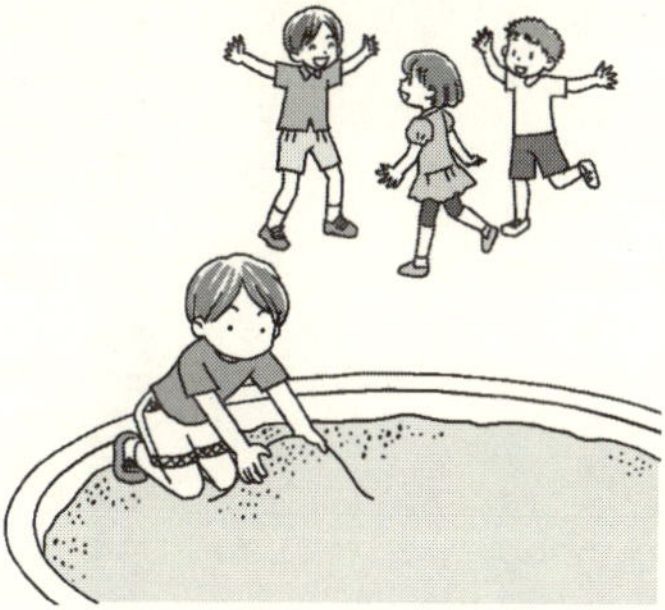

小さいころから、周りには関心がなく、ひとりで遊ぶことが多い。大人になってからの治療では、いくら本人に洞察を求めても、一向に「内省」が得られないのが通例。

社交不安障害

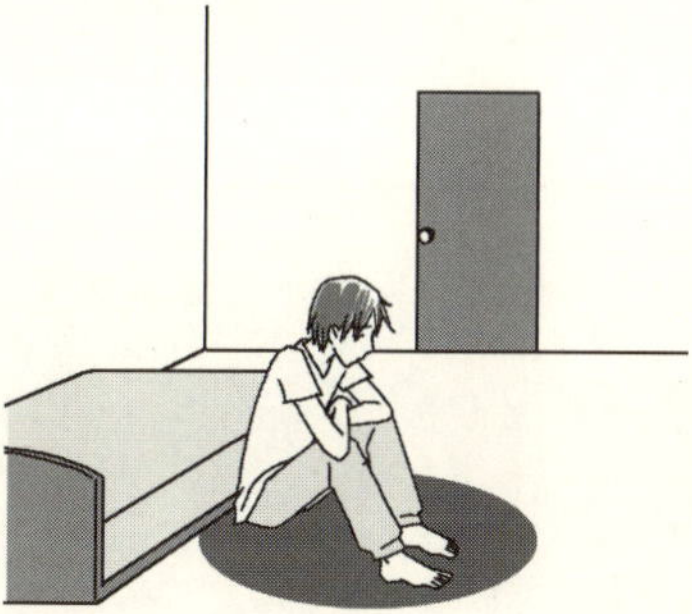

大人になってからの人間関係におけるつらい経験のせいで、他人との接触を拒否し、引きこもってしまう。治療法としては、本人の弱点への「気づき」と洞察を求める。

アスペルガー症候群とパーソナリティ障害は合併するのか？

社交不安障害やPTSDについては、その背後のパーソナリティにある種の特徴があることがよく知られています。では同じように、アスペルガー症候群にも「なりやすいパーソナリティ」というものがあるのでしょうか？

この問題は奥深いものがあります。統合失調症とパーソナリティ障害の関係については、精神科の専門家の間でも長年論争があります。統合失調症に似たパーソナリティ障害という概念は、今でも立派に成り立ちます。アスペルガーは病気か、それとも個性かという問題ともつながりそうです。自閉症スペクトラムという名称は、正常との間の移行を認める「連続体」なのですから、ますます境界は不鮮明です。

実は私が専門外来で、「アスペルガー症候群ではないと思います」と申し上げる人たちにもっとも多いのが、パーソナリティ障害です。パーソナリティ障害とアスペルガー症候群は別物と考えておいたほうがよいと、私は現段階では考えています。

自閉症スペクトラムとパーソナリティ障害は別物?

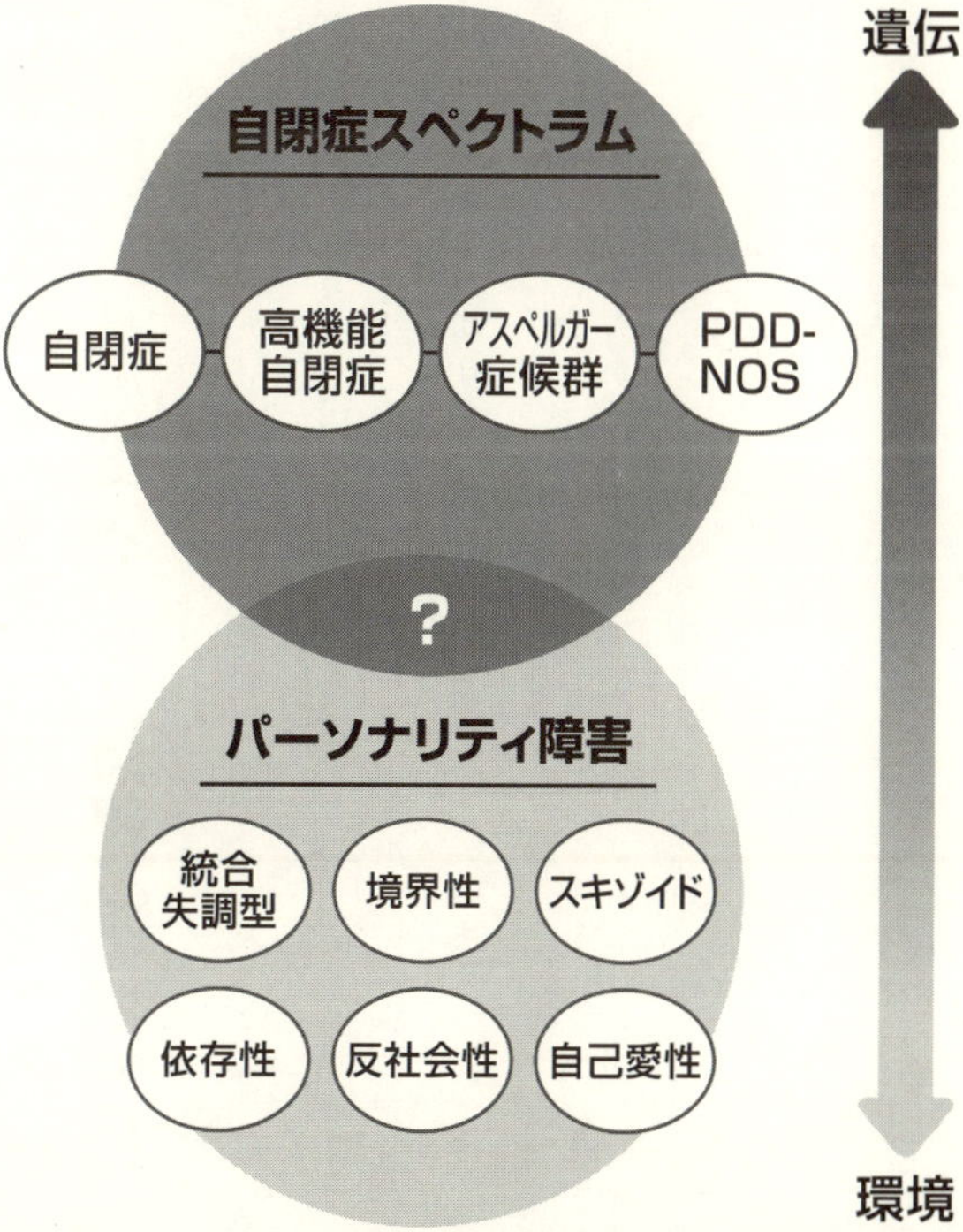

はっきりとはわかっていないが、アスペルガー症候群とパーソナリティ障害は、重ならないのではないか?

アスペルガー症候群と「PTSD（心的外傷後ストレス障害）」の類似点

アスペルガー症候群の人は、その場の状況を細部にわたって瞬間的に記憶するという独特の視覚を持っています。彼らの視覚が「カメラアイ」と呼ばれるのはそのためです。頭に記憶した場面を思い出すときは、突如としてその光景が、目の前で起きていることのようにありありと浮かび上がるといいます。

その思い出し方は、不安障害の一種である「PTSD」の「フラッシュバック」とよく似ています。PTSDは、自然災害や大きな事故、虐待といった非常にショッキングな出来事を経験し、後にその恐怖体験を突然思い出してしまう精神疾患です。その他にも、悪夢を見る、集中力が欠如する、極度の警戒心を持つ、過剰におびえるといった症状を表すこともあります。

アスペルガー症候群の人が以前の不快な体験を突然思い起こすのと、PTSDのフラッシュバックでは、脳内で似たような反応が起きているといえます。

PTSDとは……

自然災害や大きな事故、虐待などの非常にショッキングな出来事を経験し、そのときの恐怖体験を突然思い出してしまう不安障害。

頭の中に、突如として思い起こされる「フラッシュバック」が特徴。その他、悪夢を見る、集中できない、極度の警戒心を持つ、ちょっとした刺激に過剰なまでに驚くといった症状が見られる。

PTSDのフラッシュバックは、アスペルガー症候群の「突然の想起」と似ている

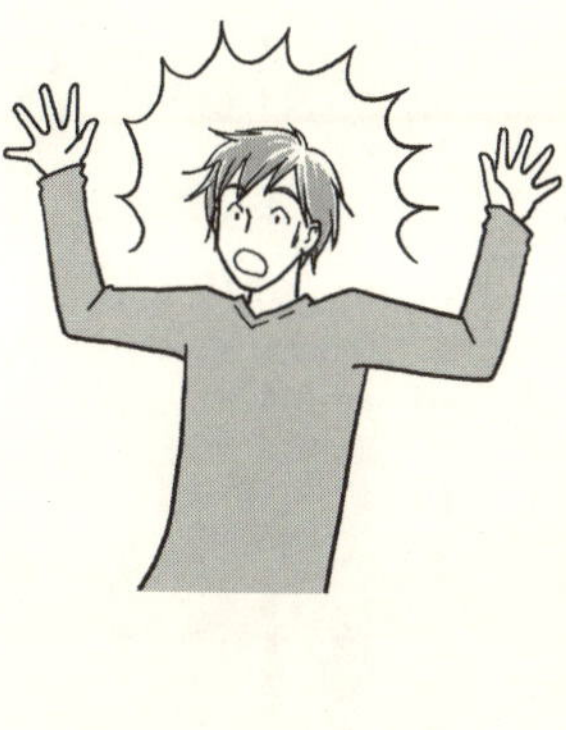

アスペルガー症候群の人は、頭の中にしまってある視覚的な記憶を、たった今目の前で起きていることのように思い出す。しかもその記憶は時系列に沿っていない。それはPTSDのフラッシュバックに似た想起であり、脳内でも同様のメカニズムが働いていると考えられている。

うつ病とアスペルガー症候群との微妙な関係

「二次障害」という言い方が流行していますが、私はあまり好きではありません。二次障害というと合併する何か別の病気があって、アスペルガー症候群には治療法がないけど、二次障害にはこの薬が効きます、といった論法がまかり通りそうに思えるからです。その意味で、間違いやすい病気としていくつかをすでに挙げましたが、うつ病だけは抜けています。「うつ病はアスペルガー症候群にほとんど合併する」といわれるくらいに多い病気だからです。アスペルガー症候群の人たちに使われる薬としても抗うつ薬がもっとも一般的です。

確かにいじめや失敗を重ねたために、うつ病になるアスペルガーの人たちが多いことは事実です。でも私たちはデイケアで、そういう人たちも周りに受け入れられることによって自信を回復し、薬がいらなくなることを学んできました。うつ病と片付けないで、アスペルガーの「困り感」に向き合うことが求められていると思います。

周囲の無理解がうつ病や不安障害などを招くことも

脳の特性から、独特の行動を取る
アスペルガー症候群の人たち

↓

あの人
何か変わってるよね

礼儀知らずだ

さまざまな誤解

お愛想が
通じないんだけど……

こだわりが強すぎて
ちょっとこわいよ

本人に「悪気」はないのに、
嫌われたり非難されることが多くなる

↓

「うつ病」？

注意欠如多動性障害（ＡＤＨＤ）とアスペルガー症候群の関係は近くて遠い？

ＡＤＨＤとアスペルガー症候群の合併というのは、ＤＳＭ－Ⅳの診断基準では認められていません。しかし、児童精神科医の間では両者は高率に合併するということは、なかば常識のように語られます。

しかし、大人で発達障害の疑いがある人たちを数多く診てきた私の印象では、この2つの障害はまったく違うように見えます。いずれも男性に多いのですが、極端にいうと「たたずまい」から違うのです。誤解を恐れずにいえば、ＡＤＨＤは肉食系であるのに対して、アスペルガー症候群は草食系なのです。

児童期と成人期での見立ての違いはなぜでしょうか。子どもでは社会性の障害の表れが判別しにくいのかもしれません。もうひとつ、大きくなるにつれて、それぞれ傾向が際立ってくる可能性はないでしょうか。この場合に鍵になるのは、思春期に明らかになってくる「第二次性徴」をつかさどる性ホルモンであるかもしれません。

大人になるにつれて違いがはっきり出てくる?

子どものころは……

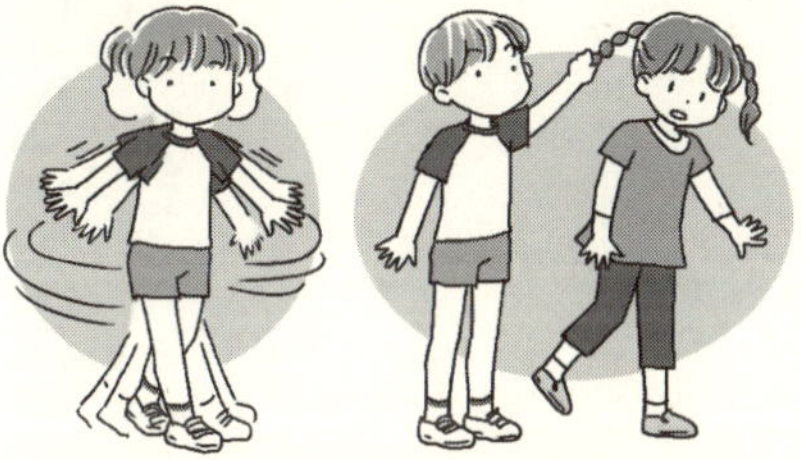

落ち着きがない性質は、ADHDもアスペルガー症候群も同様で、区別がつきにくい。

大人になると……

アスペルガー症候群

ADHD

草食系

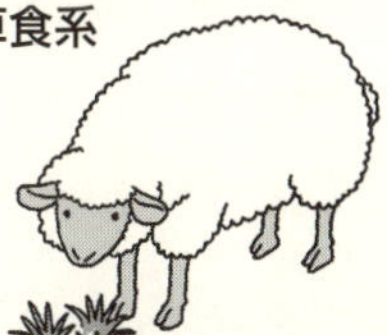

肉食系

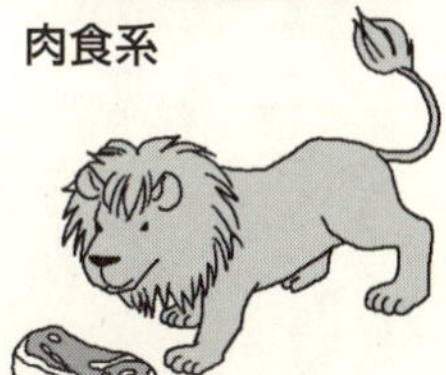

「たたずまい」に違いが出ることが多い

発症の原因は「遺伝」?「親の育て方」?

アスペルガー症候群を含む自閉症スペクトラムは、さまざまな原因が絡み合って発症すると考えられています。現在のところ、はっきりした原因は特定されていないというのが実状です。

ただ、自閉症スペクトラムの双子を調べてみると、一卵性双生児の場合60~90%の割合で、一緒に発症することがわかっています。一方、二卵性双生児の一致率は3~10%です。このことからも、病気の発症には何らかの遺伝子が関わっているのではないかと推測されています。ただし、原因となる遺伝子はまだ特定されていません。

また、「自閉症は母親の育児に愛情が欠けていたため」と考えられていた時代もありましたが、現在ではその考え方ははっきりと否定されています。発症の原因については、遺伝子の他に、胎内環境の影響なども考えられています。

原因はさまざまだが「育て方」とは関係ない

「自閉症は母親の愛情不足」と考えられていた時代もあったが、現在ではその考え方は否定されている。親の育て方によって、発症するということはない。

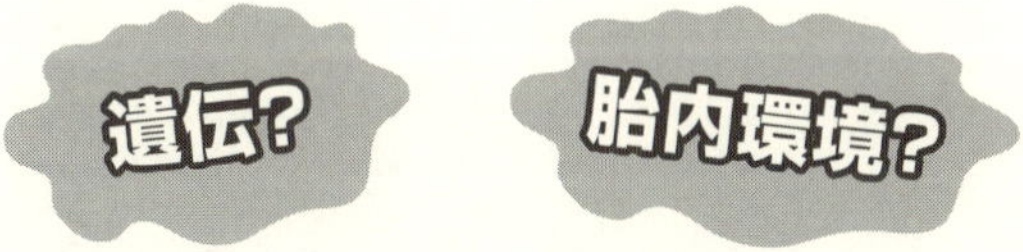

アスペルガー症候群を含む自閉症スペクトラムは、さまざまな原因が絡み合って発症すると考えられている。原因についても多くの研究がなされているが、今のところはっきりしたことはわかっていない。

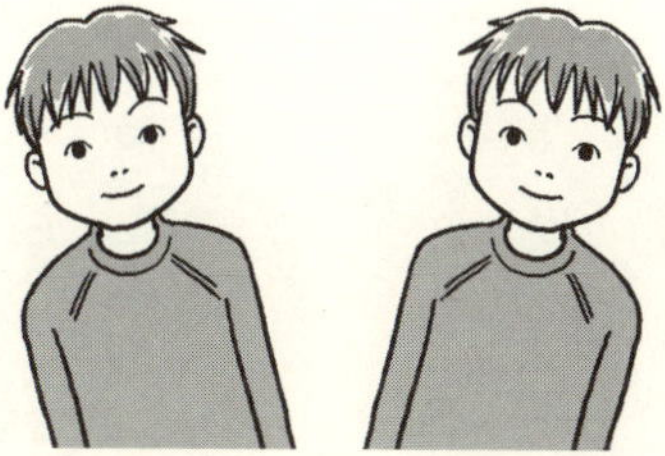

原因は遺伝？　環境？
「エピジェネティクス」という考え方

一般に、病気の原因は「遺伝的要因」「環境的要因」の2つから考えられてきました。しかし、近年、このどちらか一方だけでは解明しきれない面があるという説が出てきています。アスペルガー症候群をはじめとした発達障害の原因として、もうひとつ考えられているのが、遺伝的な情報も環境因子によって変わる可能性があるという「エピジェネティクス」という考え方です。

これは、子どもが母親のおなかの中にいるときに、母親の体が何らかの形で化学物質の影響を受け、胎児の脳が発達していく過程で何らかの障害が起こるのではないかという考え方です。つまり、遺伝子そのものが変化するというより、化学物質という環境的な要因が、遺伝子の働きをおかしくするという説です。

発達障害に関わる化学物質としては、ダイオキシン、ＰＣＢ（ポリ塩化ビフェニル）、ビスフェノールＡなどの環境ホルモンが挙げられています。

エピジェネティクスとは……

「遺伝的な情報」も「環境因子」によって変わる可能性がある、という考え方。DNA（デオキシリボ核酸）そのものはまったく変化がないが、DNAがRNA（リボ核酸）に転写・翻訳されてタンパクが合成される過程において、化学物質や養育環境によって、結果的に遺伝子の働きが変わってしまうこと。たとえば、母親の妊娠中に母体が化学物質の影響を受けると、胎児の脳が発達していく過程で、何らかの障害が起こる例が実験的に証明されている。

発達障害の原因として考えられること

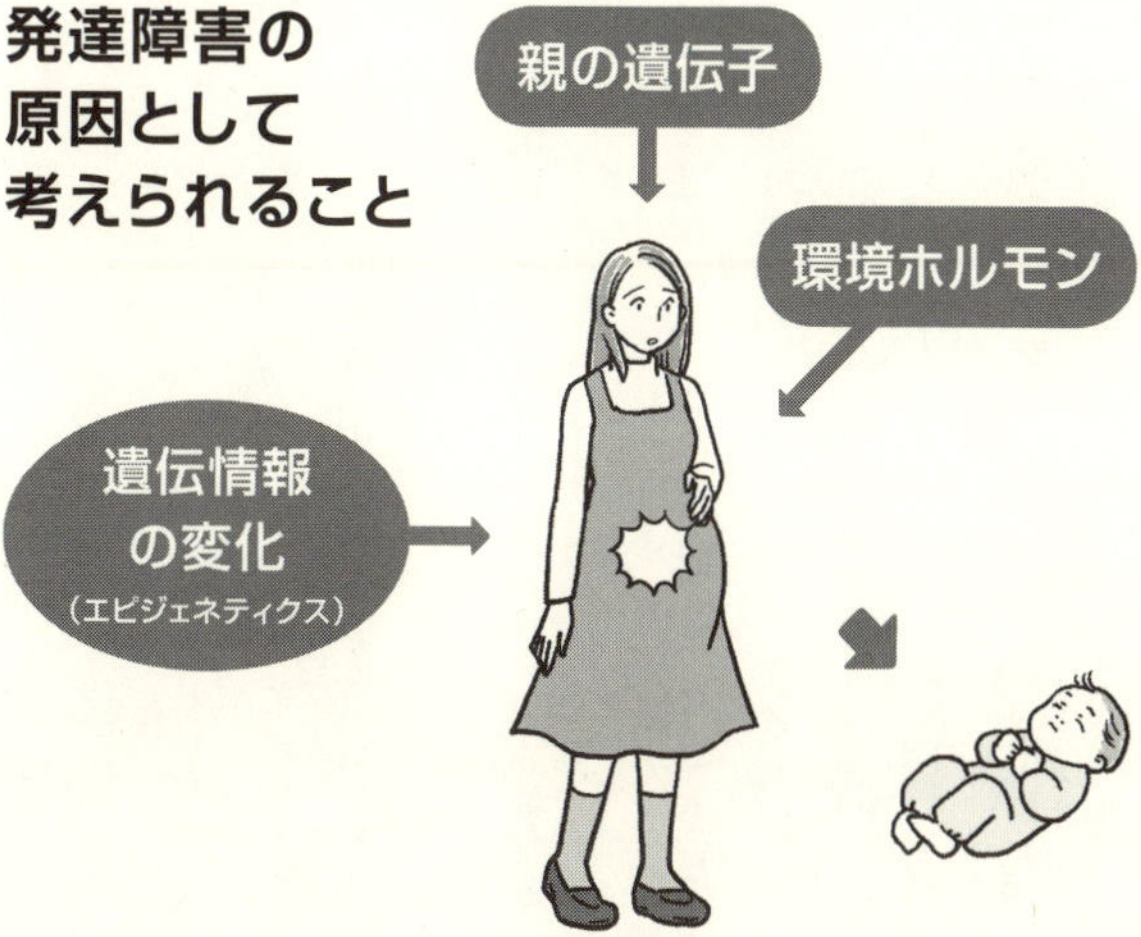

アスペルガー症候群の診断は「脳画像検査」でわかる？

近年、脳画像検査の方法が飛躍的に発展しました。そのために私のところにもMRIでアスペルガー症候群の診断をしてほしいという患者さんが来ます。MRIで診断することを売りにしている本やクリニックまで現れました。

確かに、アスペルガー症候群の脳ではどの部位が大きいとか小さいとかいう研究が増えています。そういった研究の積み重ねが、アスペルガー症候群の脳の特性を解き明かしてくれるのも、それほど遠い将来のことではないかもしれません。しかし、その脳部位の大きさの違いは、アルツハイマー病の人の脳が小さいという意味とは決定的に違います。たとえてみれば、「身長は男のほうが女より高い」というのと同じです。平均すればその傾向は明らかですが、個人で見れば例外はいっぱいあります。

個々人の脳の大きさでアスペルガー症候群を診断することは、現状では不可能です。そういった謳《うた》い文句を並べているクリニックは信用しないようにしてください。

脳画像だけで診断するのは難しい

アスペルガー症候群とそうでない人の脳の部位の大きさを比較する研究が増えてきている。

↓

「平均的」な傾向は明らかだが、個別では例外がたくさんあるので、脳画像だけで診断することは不可能!

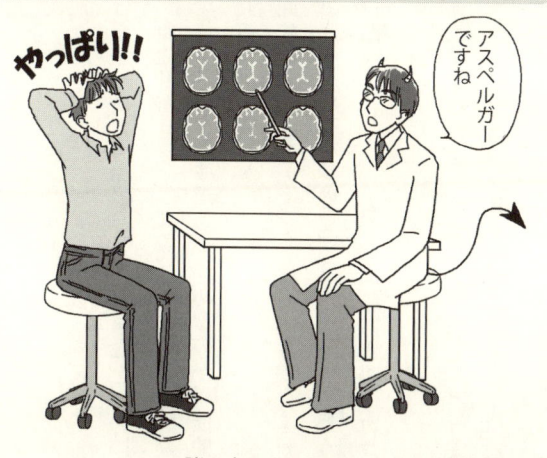

脳の大きさでアスペルガー症候群を診断するクリニックは信用してはいけません!

脳科学から考えるアスペルガー症候群

脳の大きさを単純に比較するのではなく、ある課題を与えたときにどこの脳部位がどれほど働いているかを、健常者の群と比較することができるようになってきました。方法はいくつかありますが、今日もっとも発達しつつあるのが機能的脳画像、ファンクショナルＭＲＩといわれるものです。

アスペルガー症候群の人たちは、知能は高いことが多く、難しい課題にも対応することができます。これは知的障害を伴うことが多い自閉症と決定的に違う点です。アスペルガー症候群の研究から自閉症スペクトラム全体の脳障害のメカニズムがわかると期待されるのは、このためです。

ある脳部位もしくはネットワークが、アスペルガー症候群の場合に関係するのではないかという知見は、主にこのファンクショナルＭＲＩ研究の成果です。この方法を用いれば薬の効果も客観的に評価できます。

発達しつつあるファンクショナルMRI

例えば、自分を内省するテスト課題を与えると、アスペルガー症候群の人たちでは、一般の人たちが使う脳部位（ここでは前頭葉の一部である帯状回が該当します）を使っていないという特徴がわかります。

アスペルガー症候群　　　　　一般の人

帯状回が反応していない

白い部分が帯状回

©烏山病院

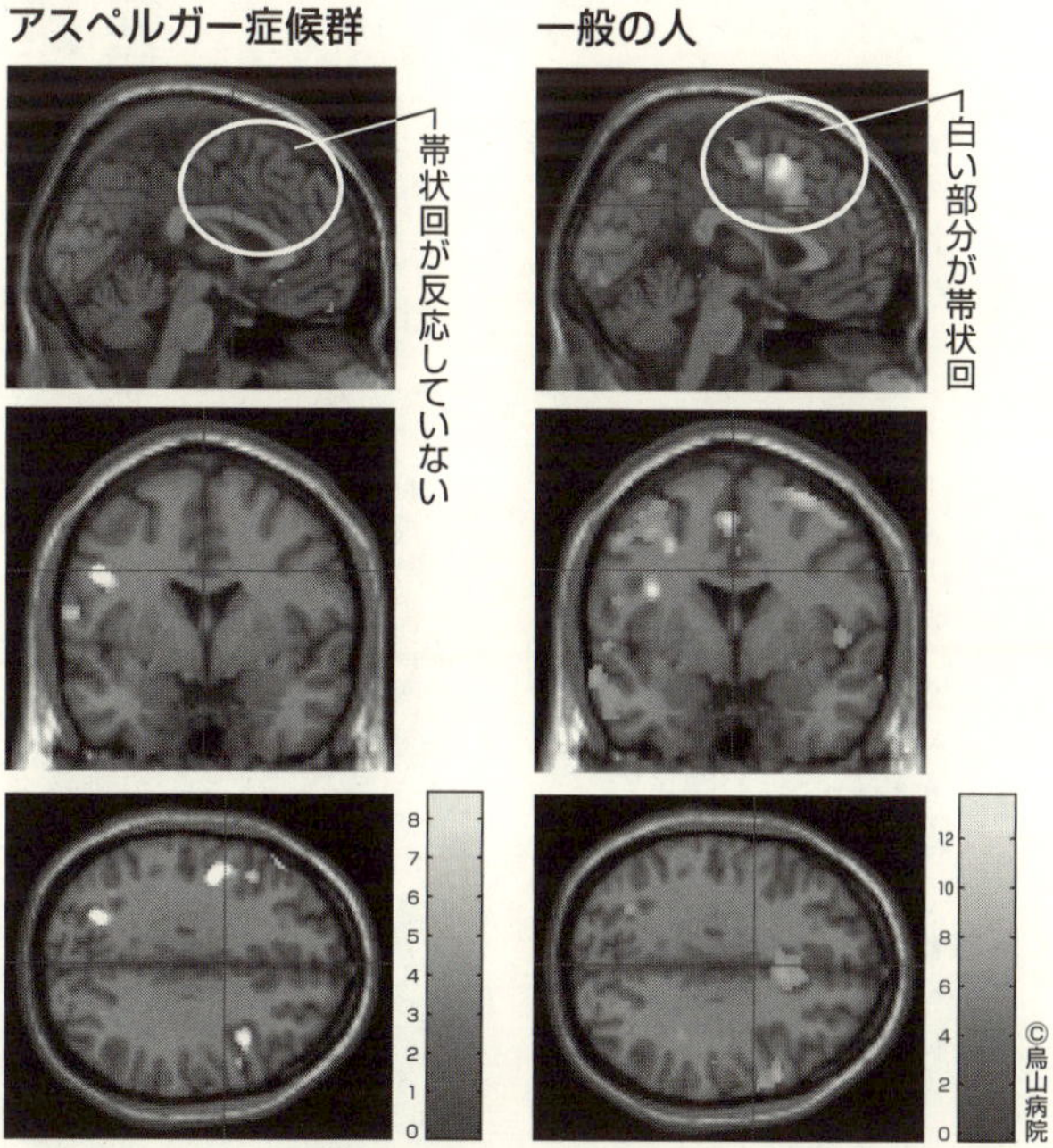

※ただし、こういった比較研究は、きわめて厳密な基準に基づかなければ意味がないので注意が必要です。

視線追跡の研究からアスペルガー症候群がわかる？

自閉症の子どもはアイコンタクトがないといわれます。これはアスペルガー症候群にもある程度当てはまりますが、大人の場合、私たちが彼らの視線がおかしいと感じることはありません。それは学習によってそれなりに代償できているからです。

アスペルガー症候群の人たちに短いムービーを見せて、その視線の動きを測定した研究があります。ある映画の中の男の子2人が会話をしているシーンですが、一般の人ではしゃべっている子どものほうに視線が移動していきます。

しかし、アスペルガー症候群の人たちは、同じ場面で画面全体を眺め回すばかりで、画面上の会話と視線追跡が一致しなかったのです。これは意識した動きではないだけに重要です。彼らには「会話に乗れない」「興味がカタログ的」「同時進行が苦手」といった特徴があることを再三強調してきました。視線追跡を客観的に評価することで、アスペルガー症候群の診断を客観的にできるようになるかもしれません。

アスペルガー症候群は会話と視線が一致しない

アスペルガー症候群の人たちと一般の人たちに、ある映画で男の子2人が会話をしているシーンを見せたところ、一般の人は当然のことながらしゃべっているほうの男の子に視線が移動したのに対し、アスペルガー症候群の人はしゃべっている男の子としゃべっていない男の子の両方を均等に眺めていた。この研究から、アスペルガー症候群は会話と視線が連動しないことがわかる。

（大阪大学の中野珠実先生の研究による）

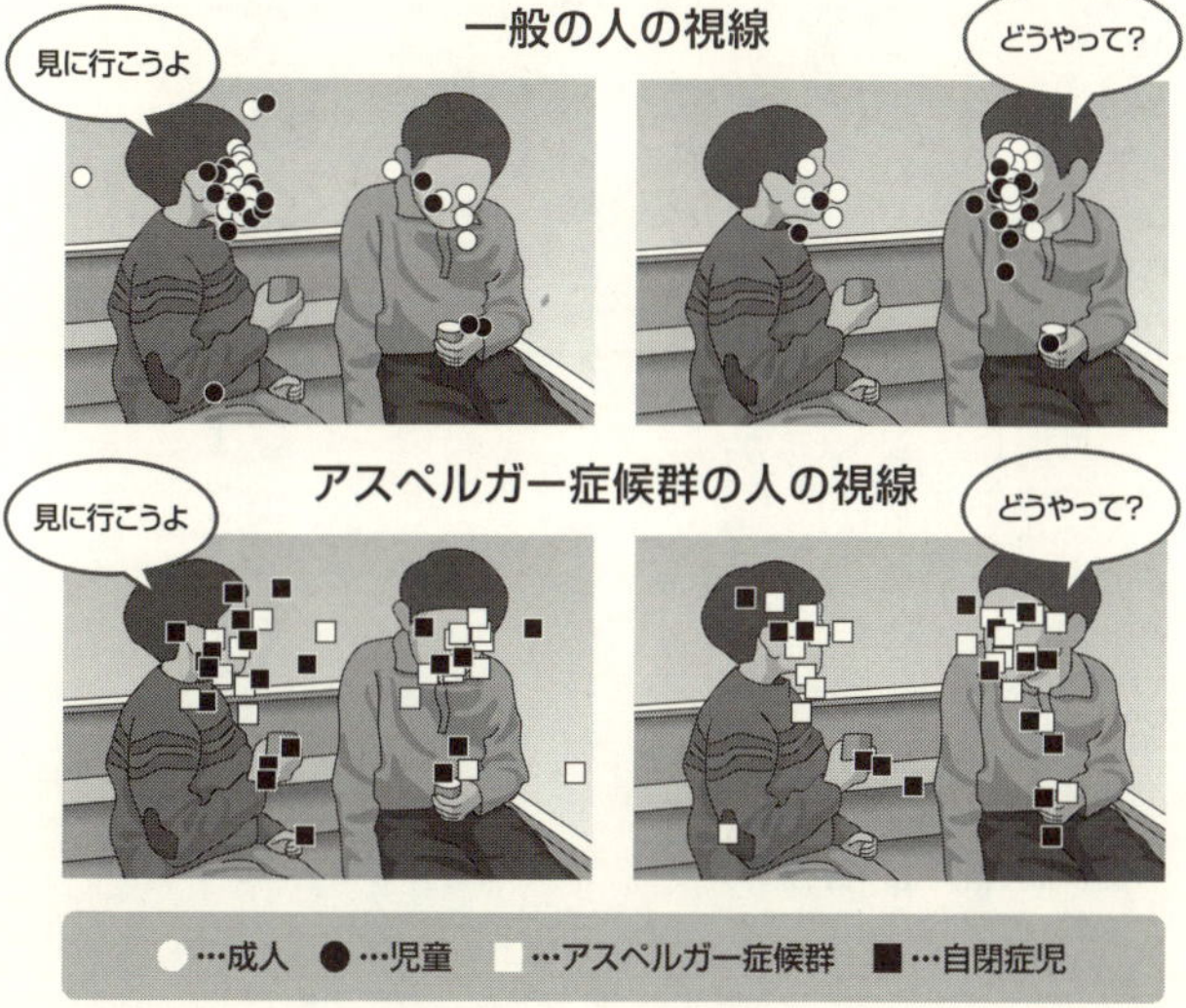
一般の人の視線
見に行こうよ
どうやって?
アスペルガー症候群の人の視線
見に行こうよ
どうやって?
…成人
…児童
…アスペルガー症候群
…自閉症児

コラム

当事者とその家族の手記

アスペルガー症候群がどういう障害かを理解するのに、当事者の手記はとても役に立ちます。ここでAさんとそのお母さんに書いていただいたものを紹介します。お母さんからは情感の伝わる手記をいただきました。一方で当事者であるAさんからは、お母さんについて、「親は心配からすべてについて干渉してきましたが、自分のほうは、自分を否定されるように感じるので、幼少期から反発しています。中学生になって切符が大人料金になったのだから子ども扱いはやめてほしいと思ったのですが、親は子離れができていないようです。親は『家』世界の存在で、外の世界に出現すると違和感があります」と「木で鼻をくくったような」文章をいただいてしまいました。

これはこれで特徴的ではあります。私としては、大人になった印が「大人料金の切符」というのはいかがなものかと思ったのですが、Aさんには譲れない一線だったようです。それにしても、お母さんの切ない気持ちは手記からもよくわかります。Aさん自身も実際の生活では仲よくお母さんと旅行に行ったりしているのですが、この文章ではその情感が伝わりません。

Aさんの手記は、NPO法人東京都自閉症協会が発行する『アスペルガー症候群を知っていますか?』というリーフレットの項目をもとに、自身のことについて書いた体験記をご紹介します。

Aさん(男性・20代)

私は大学院修士2年の秋から就職活動の失敗と研究室生活の不適応により鬱《うつ》状態となり自宅休養しておりました。マンガ・アニメ等を鑑賞したりインターネットで情報収集したりして過ごしていましたが、あるときたまたまインターネットで「アスペルガー症候群」という言葉を見つけて、気になって調べてみたところ、その特徴の多くが自分にも当てはまるため、自分もアスペルガー症候群なのではないかという疑いを持ち、烏山病院を受診しました。

1 他の人と社会的関係を持ちにくい

●素直で悪気がない

幼児期には「やさしい子」と評価されることが多くありましたが、弟が親に叱られて罰として家から締め出されたときに、「やさしさ」を実行してすぐに玄関の鍵を開けたところ、親に怒られました。

●「暗黙のルール」が分からない

小学校低学年のとき、同級生から「不潔」といわれたことがあります（おそらくトイレから出たときに手を洗わないなどのため）。小学校では基本的にいじめられっ子でした。また、大学時代のことですが、異性の友人との付き合いで「非常識」

と評されたことがあります。

2 コミュニケーションをとりにくい

●まわりくどい、細かいところにこだわる

今でもそうですが、例えば「旅行はどうでしたか?」と聞かれて説明する場合には、時系列順に、何日の何時に何線でどこへ行き、次に何線でどこへ行き、どこに宿泊し、翌日は何時に何線でどこへ行き、と順番に説明します。「結局どこが一番印象的だったか」と聞かれても答えられません。

●一方的で分かりにくい、話が飛びやすい

コミュニケーションの問題については、いいたいことの要点を的確にスムーズに発言するのが苦手で、冗長でまわりくどくなりがちです。会話のテンポについていけず、2人で話す場合には一方的に聞き役になり、3人以上ではほとんど発言できないことがよくあります。ただ話題が自分の関心のある趣味のことになると急に饒《じょう》舌《ぜつ》になるとよくいわれます。

●しゃべるほどには理解していない、しゃべるわりには意思表示が下手

特に言語的に感情的な意思表示をすることは不得手だと思います。自分が「嬉しい」「悲しい」なども自分でよくわからなくて、自分が今どのような感情状態なのかを言語的に説明できない感じです。

親も、幼少期より感情表現に乏しい子であったといっています。親に何かを相談する習慣は、幼少期から現在までありません。

●〝言葉の裏の意味〟や〝曖昧〟が苦手、からかうのは厳禁

冗談での嘘をそのまま信じてしまって、後から、「あれ？　おかしいな？」と思うことはよくあります。

曖昧表現について、幼少期のエピソードでは、母親に「ストーブの横」にあるものを取ってきてと頼まれて、「横」を見たけれどなかった。実際はストーブの「後ろ」にあって、これも「横」のうちだと怒られた記憶があります。

「そんな子はうちの子じゃありません」と幼少期にいわれたならば、「親子関係の解消」を意味すると解釈したと思います。

3 想像力と創造性の問題

●行動パターンが決まっている

中高時代の通学の電車は、毎朝●●駅△△時××分始発急行○○行きの5両目の2番目のドアから乗車して、2番目のドアと3番目のドアの間の席を狙うのが日課でした。

●真面目すぎて融通が利かない

中学では通学時に学校指定の制服制帽とカバンを使用する規定がありました。中学3年時の奈良・京都への修学旅行には、制服制帽を指定されましたが、カバンは指定されませんでした。しかし、自分の中では制服制帽と指定カバンはセットなので、当然指定カバンを持参しようとしたところ、奇異であるとして親に非常な勢いで反対されました。

休み時間ごとに黒板を消すのは毎日交代の当番制でしたが、あまり綺麗に消せてない場合は気持ちが悪いので、当番でない日でも自分が徹底的に消していました。

●テレビ番組や読み物への興味

小学生時から理科系の知識を収集するのは好きで、科学雑誌などはよく読んでいました。「日本的なもの」にこだわりがあって西洋音楽と英語を敵視していたので、他の科目の成績は概《おおむ》ね良好（注：実際は進学校で、しかも抜群の成績）な中で英語と音楽だけ酷い成績でした。物や知識の収集については、成人後にインターネットで情報収集できるようになってからより活発になったように思います。鉄道や地理・歴史などの情報を収集し楽しんでいます。

4 その他の問題

●聴覚の敏感さ

家電製品の待機電源の低周音が気になることがあります。また、家族の見るテレビの音量が大きすぎると感じることがよくあります。雑踏の雑音が気になって、そういう場所では人と会話できません。

Aさんのお母さんの手記

舅《しゅうと》・小姑《こじゅうと》との確執の中、3歳4ヵ月を頭《かしら》に三人の男の子が誕生しました。大変な生活でした。そんな環境の中だったのでなおさら上と下にはさまれた次男（本人）は印象が薄かったのかもしれません。母子手帳に異常特記はありません。ミルクやオシメで泣くことはなかったし、予防注射すら泣きません。

今あらためてアルバムを見ると、カメラ目線の写真がありません。祖母（母方）にスキンシップが不足しているのではないかと指摘されましたが、抱っこしてものけぞるようで、抱っこの印象も薄いです。

人込みではよく迷子になりました。明らかに体型・服装・髪型が違う女の人についていってしまいます（今もすれ違っても気づきません）。

年の近い3人兄弟ですが、対等な関係でした。ごっこ遊び、ふり遊びはしたことがありません。プラレール、ファミコン、ブロックで遊び、おもちゃの取り合いはせず空くのをずっと待っています。ボール遊びでは、一緒にボールを追いかけることはしません。

子ども向け科学雑誌が大好きで、その後歴史小説をよく読んでいました。小学校低学年で、根岸線・横浜線の駅名を暗記していました。

幼稚園のとき、友達がいないと担任の先生が心配されましたが、小・中・高でも同様です。小学校の担任から、いじめられていると心配されました。本人は訴えませんでしたが、教科書・ノートが切られ、筆箱は壊されました。廊下で馬乗りで押さえつけられ殴られているところを見つけたこともあります。「自分が返事をしなかったからじゃないか、気づかなかった自分も悪いのではないか」という返事でした。

今までに「手伝って」「教えて」「困った」などと相談されたことがないように思います。幼児期に、困る前に先に親が手を出してしまったからかと思ったこともありました。

私立中学に進学したのですが、その学校は校則で制服・制帽・白カバンでの通学が決められていました。ただ、一般の生徒たちはダサイといって校則を守らずいつも問題になっていました。ところが本人は、運動会の日に、「運動会も学校教育の一環だ」という理由で、制服に制帽をかぶり、白カバンの中に体操着と運動靴を詰めて、運動会の会場に行きました。

それが学校で話題になり、翌2年生のときの保護者会で、担任の先生が修学旅行ではそれはやめてほしい、と笑って話されました。私は本人にくどいほど説教をしましたが、「白カバンにしないと自分が自分でなくなってしまう」といい、押し通して行きました。

今は節電にはまってしまい、前年比65％減です。電気を使うのは携帯の充電と設定温度を上げた冷蔵庫くらいだといっています。

中学生のころより、テレビは見ません。その理由は「うるさい・くだらない・話が一方的・偏見がある」からといいます。食事中のテレビも厳禁です。食事に集中できないそうです。

会話や討論も嫌いです。

「今日学校どうだった?」

「行ったよ」

「楽しかったの?」

「楽しかった」

などと、一行文の答えなので話がふくらみません。学校での様子がまったくわからないので中高の保護者会には毎回参加しました。

学習面では、理科が得意で英語が嫌いでした。英語が落第点で高校進学は難しいと通告されましたが、個人塾の先生に説得されて60点を目標に頑張り、進学ができました。大学受験も細かく課題を与えられ、コツコツと勉強して希望大学(注:超難関大学)に現役で合格しました。

現在、単身生活をしています。閉じこもりの荒れた生活をして3年以上が経ちました。当初はビールや酒ばかりの冷蔵庫の中身が、カップ麺やシリアルに替わりました。今は食材を差し入れても、

「昨日の弁当を食べるからいらない。食べる計画が狂うから食材を持ってこられるのは迷惑だ」

と融通が利きません。散らかり放題の部屋を片づけようとすると、
「財産権の侵害だ」
といいます。レシート、レジ袋、空き封筒は取っておくのだといいます。部屋ではまぶしいといってカーテンを閉めたり、アイマスクをします。化粧品や消臭剤の臭いには敏感に反応して嫌がります。髪を触られるのが嫌で、自分でバリカンで刈っています。

服装はパターン化していて、きつめの服は着ません。特に、首、ウエスト、手首、足首の部分は服を伸ばして着ています。

緊張したとき、顔がこわばり、まぶたが震えたり、ぎこちない歩き方、手の動かし方になります。会話が苦手なので電話をかけることはなく、電報のようなメールでやりとりします。会話で言葉に詰まると、思考回路が停止したように黙りこくってしまいます。

納得のできる診断が出ないと、次の方針が決まらず前に進めないようです。

お母さんに手記をいただいた後、Aさんはデイケアに通いはじめました。今では毎日通うようになり、昼夜逆転していた生活リズムもずいぶん改善してきました。

上手くいかないことを社会のせいにして、就職して社会の一員になることに抵抗を示していたAさんですが、デイケアで他のメンバーと交流をしたり、プログラムに参加したりしています。そのことで少しずつ変化してきており、ハローワークに行ったり、自発的な発言をする機会が増えました。表情の明るさにも変化がありま す。

今後もAさんにとってよい変化があることを期待しています。

第3章

アスペルガー症候群の治療法について

今のところアスペルガー症候群を根本的に治す薬はありません。ただ、治療につながる可能性のある物質の研究は進んでおり、社会性を高めるためのデイケアを行う施設も増えています。

大人のアスペルガー症候群はどのように「治療」するのですか？

アスペルガー症候群をかかえたまま大人になった人は、何らかの心の傷を負っていることが珍しくありません。そのため、うつ病や、不安障害、アルコール依存症などに悩まされている人は大変多いといえます。また、気分が変動しやすい面がある、睡眠がうまく取れない、時間感覚の障害（過去と現在がつながっていない感覚がある）、頻繁《ひんぱん》なフラッシュバックなどに悩まされているケースもよくあります。

現在のところ、根本的にアスペルガー症候群を治す薬はありませんが、「つらい症状」を軽減するために、抗うつ薬や抗精神病薬、気分安定薬を用いることがあります。薬ですべてを解決することはできませんが、「生きにくさ」を軽減する効果は十分にあります。

その他、デイケアなどで、適切な社会的行動を学ぶ治療も行います。

つらい症状を軽減するため薬を服用することも

現段階では、根本的にアスペルガー症候群を治す薬はないが、うつなどの「つらい症状」を軽減するために、抗うつ薬や抗精神病薬、気分安定薬を用いて治療を行う。

抗うつ薬
気分の落ち込みや、睡眠障害といったうつ症状を軽減する

抗精神病薬
精神的な興奮などを鎮静させる作用がある

気分安定薬
気分の波を安定させ生活リズムを取り戻す効果がある

※治療薬は、気分が変動しやすい、睡眠がうまく取れない、時間感覚の障害、頻繁なフラッシュバックなど、「アスペルガー症候群特有の症状」に対しても、抑うつや不安といった二次的な症状に対しても用いられる。

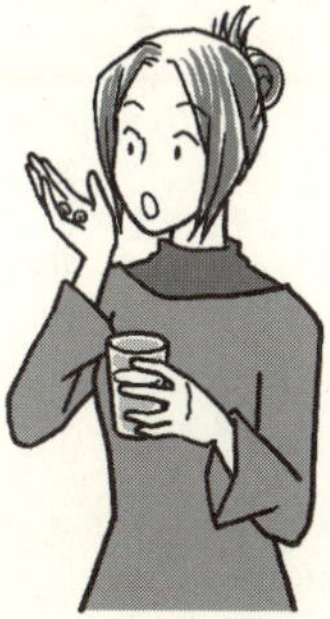

「信頼ホルモン」といわれている「オキシトシン」ってどんなもの？

アスペルガー症候群を解明するひとつの手法として、脳科学研究の分野から注目を集めているのが「オキシトシン」というホルモンです。

オキシトシンは、古くから陣痛促進剤や母乳分泌を促すために使われているホルモンです。しかし、アスペルガー症候群の研究で注目され始めたのは、プレイリーヴォールとも呼ばれる、ハタネズミの行動研究によるものでした。

ハタネズミには、平原ハタネズミと山岳ハタネズミがいますが、平原ハタネズミは一夫一妻、山岳ハタネズミは一夫多妻です。同じハタネズミで、なぜこのような差があるのか、というところから研究が始まり、一夫一妻の平原ハタネズミには、より多くのオキシトシンが働くため、ともに相手を信頼して、協力しながら子育てをしていることがわかったのです。オキシトシンは、いわば社会性、協調性に深く関わる「信頼ホルモン」なのです。

動物の行動観察から発見された「信頼ホルモン」

「オキシトシン」は、陣痛促進や母乳分泌を促す際に使われている、古くから知られるホルモン。動物の行動観察から、オキシトシンには相手を信頼する働きがあることがわかり、社会性や協調性に関わる脳内ホルモンとして、発達障害の分野でも注目されつつある。

ハタネズミの行動観察

平原ハタネズミ
（一夫一妻）

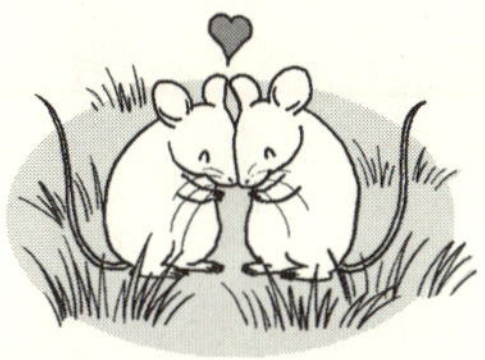

平原ハタネズミのオスでは、オキシトシンの効果が大きく、オスが特定のメスと巣づくりをしてともに子育てをしている

山岳ハタネズミ
（一夫多妻）

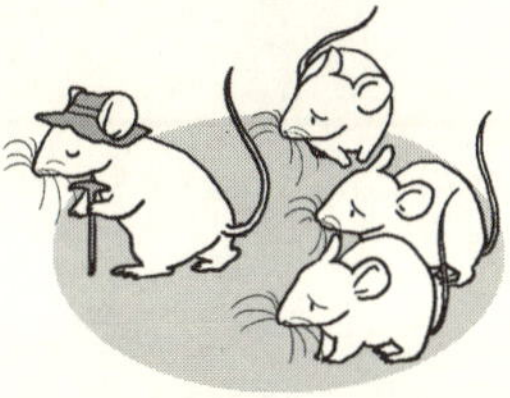

山岳ハタネズミのオスでは、オキシトシンの働きが弱い。オスは種つけをするだけで子育てには参加しない。これはネズミでは一般的なことである

「オキシトシン」と男性に多いアスペルガー症候群の関係

動物実験から解明されてきたオキシトシンは脳内でも働いていると推測され、社会的コミュニケーションや、他者との共感に障害を持つアスペルガー症候群とも、関わりがあるのではないかと考えられるようになってきています。

子どもは本来、無条件に親を信頼するものですが、アスペルガー症候群の子には、親への愛着に由来する行動が乏しいと考えられます。そのため、アスペルガー症候群の場合、脳内の「オキシトシン」の代謝、または「オキシトシン受容体」の働きが弱いのではないかと推測することができるのです。

また、自閉症スペクトラムは、女性より男性のほうに4倍くらい多く見られます。一般的にも、男性より女性のほうが協調性が高いものです。子どもの養育に深く関わる女性の母性にとって、オキシトシンは重要なホルモンなのでしょう。罹患《りかん》率《りつ》に男女差があるのは、このホルモンのせいなのかもしれません。

アスペルガー症候群の人はオキシトシンの働きが弱い?

通常、子どもは無条件に親を信頼するが、自閉症の子どもには生まれつき「親を信頼する」という愛着行動が乏しいのではないか。

アスペルガー症候群の人は、脳内の
「オキシトシン」の働きが弱いのではないか?

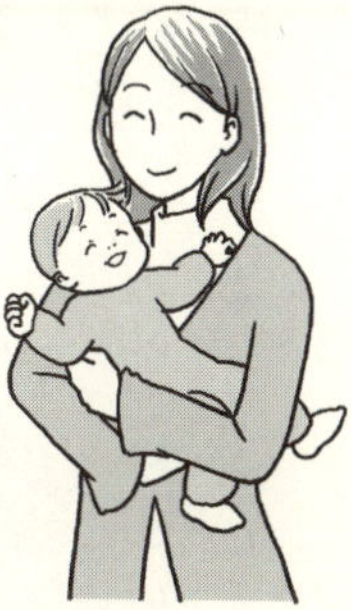

子どもの養育に深く関わる女性の持つ母性にとって、オキシトシンは重要なホルモンと考えられる。また、一般的にも、男性よりも女性のほうが協調性が高いものである。
アスペルガー症候群が女性よりも男性に多く見られるのは、オキシトシンの働きと関わりがあるせいなのかもしれない。

今後「オキシトシン研究」に寄せられる「期待」

オキシトシンがうまく働くことで、「信頼行動」「愛着行動」「協調性」などが高まるのは、アスペルガー症候群を含む「自閉症スペクトラム」の人々にとって、ある種の治療方法につながるのではないかと考えられます。

オキシトシンが「信頼性」を高める効果は、動物実験からだけ得られたものではありません。実際、欧米では人を対象に、オキシトシンを鼻から吸い込んだ群と、そうでない群との間に、信頼関係に差があるかどうかという比較実験がされていま す。実験結果は、オキシトシンを吸い込んだ群のほうが、相手をより信頼するという確かな結果が得られているのです。

自閉症スペクトラムは、さまざまな原因が絡み合って発症するものです。そのため、オキシトシンがすべてを解決するとはいい切れない面はあります。しかし、今後の治療法として、一筋の光明となることが期待されています。

オキシトシンがアスペルガー症候群の治療につながる可能性

オキシトシンがうまく働くと……

信頼行動　**愛着行動**　**協調性**

高まる!

**アスペルガー症候群の治療に
つながるのではないか**

男子健常大学生による比較実験

※オキシトシンを鼻に噴霧して、お金をやりとりする信頼ゲームを行う

**オキシトシンを
吸い込んだ群**

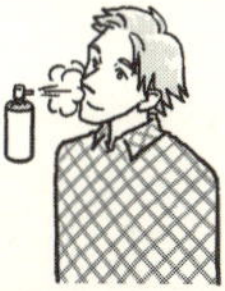

**オキシトシンを
吸い込まなかった群**

ゲームの結果は、**オキシトシンを
吸い込んだ群のほうが成績がよかった
(信頼・協調性が高まった)**

デイケアはどんなことをしている？

《ここからは、昭和大学附属烏山病院でのデイケアの例をご紹介します》

精神科医療では、「デイケア」「ショートケア」として、「集団療法」を大人のアスペルガー症候群の人に行っています。「集団療法」では10人ほどの当事者と、医師をはじめ看護師、臨床心理士、精神保健福祉士、作業療法士などのスタッフが2～3名入り、ひとつの「グループ」をつくります。お互いの悩みや思いの共有、コミュニケーションの理解や練習、発達障害の理解、趣味や娯楽などのレクリエーション等の共有体験を通して、自分らしくイキイキと生活できるような処世術を学びます。

コミュニケーションに自信のない人、働く自信のない人、周囲に排除されていると被害感を感じやすい人、孤独感が強い人などが有意義に感じていただける方法だと思います。仕事をしている人で構成されるグループや学生で構成されるグループなど、同じ発達障害専門グループでも特徴があります。

さまざまな発達障害専門グループのプログラム

プログラム内容

コミュニケーションプログラム	「話を続ける」「聞く」等の基本的会話や「断る」等の自己主張のスキルを扱う。「そのスキルを使うことで相手はどんな気持ちになるか」を考える時間を必ず設け、社会性のある行動について学習するプログラムを提供する。
ディスカッションプログラム	「生活の中で困っていること」「対人関係について」「社交辞令とは?」等をテーマにし、参加者同士が悩みを共有したりアイデアを出し合ったりすることで、自己認知や共感性を高めることが目的。
心理教育プログラム	発達障害の正しい知識や情報を伝え、困難に対する対処法の習得を目指すプログラム。ストレスや感情のコントロール方法についても扱う。
自主企画プログラム	参加者の中から担当を決め30分の持ち時間で企画・運営を行ってもらう。主体性や責任感の向上が目的。

デイケアはどう役立つ？

アスペルガー症候群の人は想像力が欠如していたり些細《ささい》な状況にこだわりを示したりしてしまうため、練習したことが実際の社会で生かしづらいといわれることがよくあります。しかし、決してそうではないという実感が私たちにはあります。

今までの失敗体験を性格や努力不足のせいとされ、苦しみをかかえ、自己肯定感の低くなったアスペルガー症候群の人にとって、デイケア、ショートケアという集団場面において、同じつらさをかかえる人に出会い、居場所として感じることができる場所を得ることは、とても重要なことだと考えています。

参加者同士のディスカッションや学習を通して、自分の長所と短所を知り自己認知を高めること、新たな目標を持てること、他者との関係構築ができることを実感することは自己肯定感の向上につながります。自己認知が深まることは、今後の生活の対処を考えたり、環境調整をしたりするために特に重要だと考えています。

同じ仲間と出会い、自己肯定感を高められる

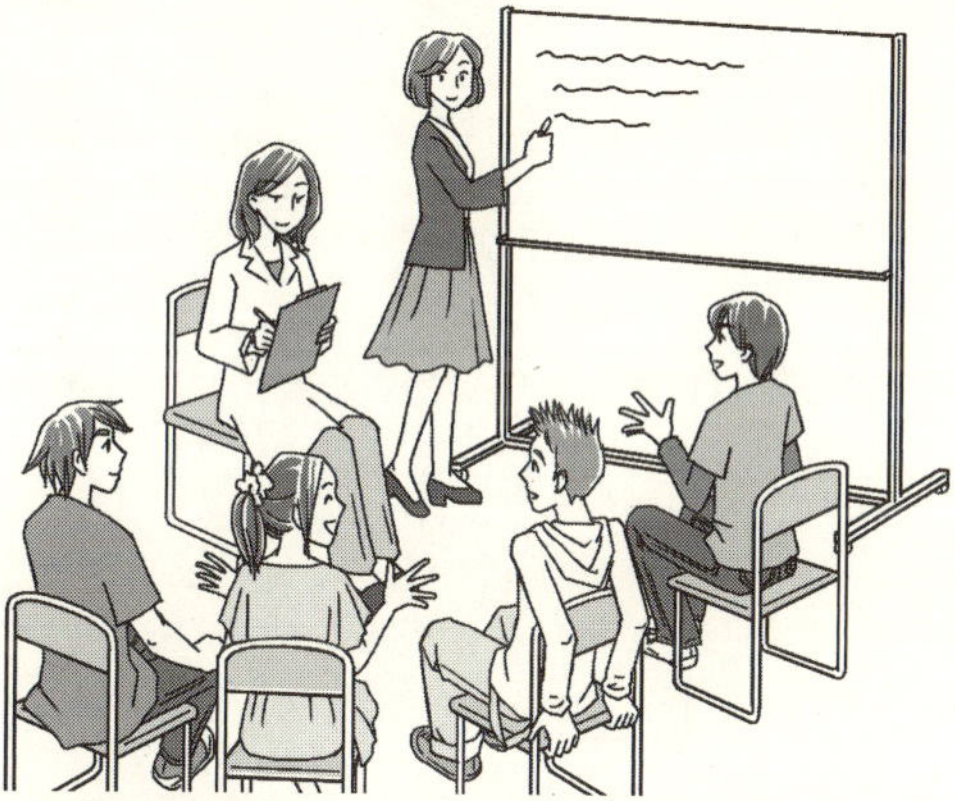

デイケアでの
ディスカッションや学習を通して……

- 自分の長所と短所がわかる
- 新たな目標が持てる
- 他者との関係構築ができると実感

↓

自己肯定感の向上につながる

デイケアで経験できること

私たちの「集団療法」では、アスペルガー症候群をはじめ発達障害の診断を受けている人のみで構成される専門グループの他に、統合失調症の人と一緒に参加するグループがあります。当初は同じ空間でプログラムを行うことで、トラブルが起きるのではないかと危惧《きぐ》していましたが、私たちのデイケアではうまく共存しているようです。お互いの特徴を理解し合い、目標に向かって尊重し合うようなコミュニケーションが見られます。例えば共同作業プログラムでは発達障害の人はパソコン作業、統合失調症の人は対人折衝の必要な仕事を担うなど、自然にお互いの強みを生かして役割分担をするような場面がよく見られます。得意分野が生かせること、今まで避けてきた共同作業を完遂できることは参加者の達成感につながります。「障害」としてではなく、各人の特徴をとらえて共存の道を探る、これからの社会に求められるモデルがデイケアで見られているような気がします。

共同作業プログラムが自己達成感を高める

発達障害の診断を受けている人のみのグループの他に、発達障害と統合失調症の合同グループがある。

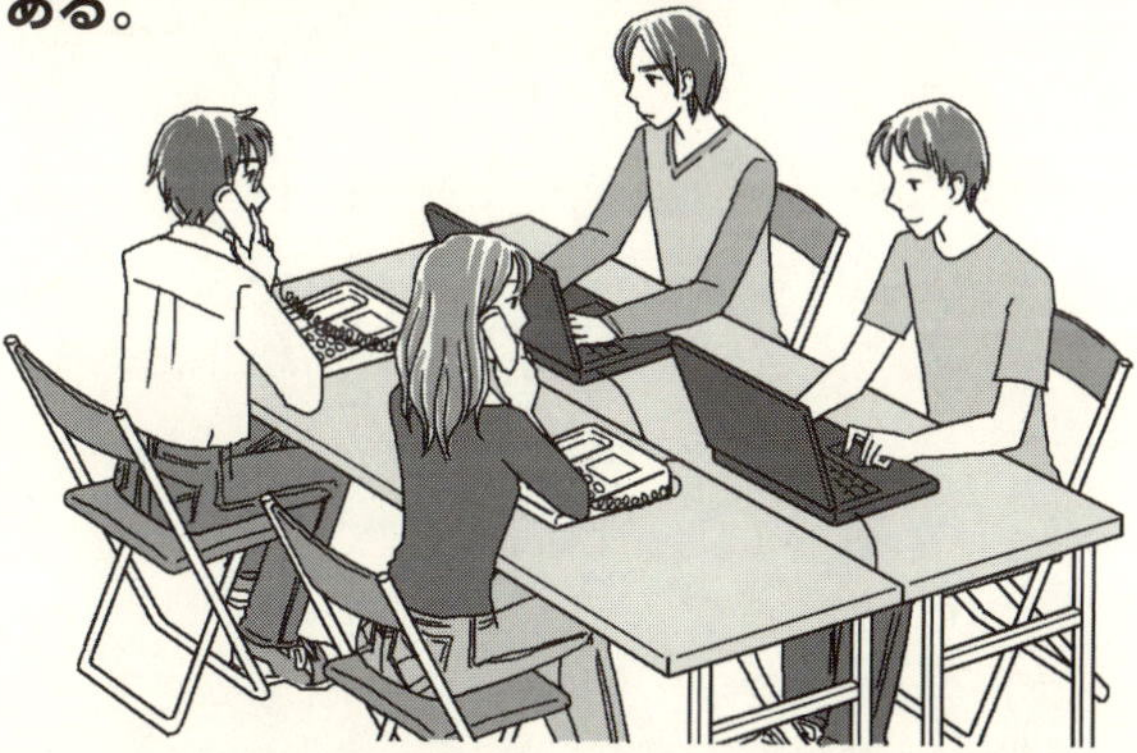

お互いの強みを生かして役割分担をする

↓

「得意分野が生かせる」、
「苦手である共同作業ができる」という経験をする

↓

参加者が達成感を得られる

デイケアにおける「本人理解」

デイケアプログラムでは、「発達障害とは何か?」「困っていることは何か?」などの苦手なことや支援が必要なことについてテーマとして取り上げることが多いのは事実です。障害について理解することがその人の理解度を高めますが、これだけでは理解の仕方としては少し偏ってしまいます。発達障害は脳機能の偏りによると考えられますが、その人のすべてが障害によって偏ってしまうわけではありません。

デイケアではその人自身と障害とを切り離して考える「障害の外在化」という考え方を取り入れています。苦手なことをその人のやる気や努力の不足ととらえてしまうのを防ぎやすくなり、本人自身や家族を含めた支援者が障害とよりよい付き合い方ができるように工夫しています。「障害の理解+障害されていない部分の理解」ができてはじめてその人全体を理解することが可能となり、その人らしさを発見し伸ばすことにつながります。

障害だけを理解しても本人を理解することにはならない

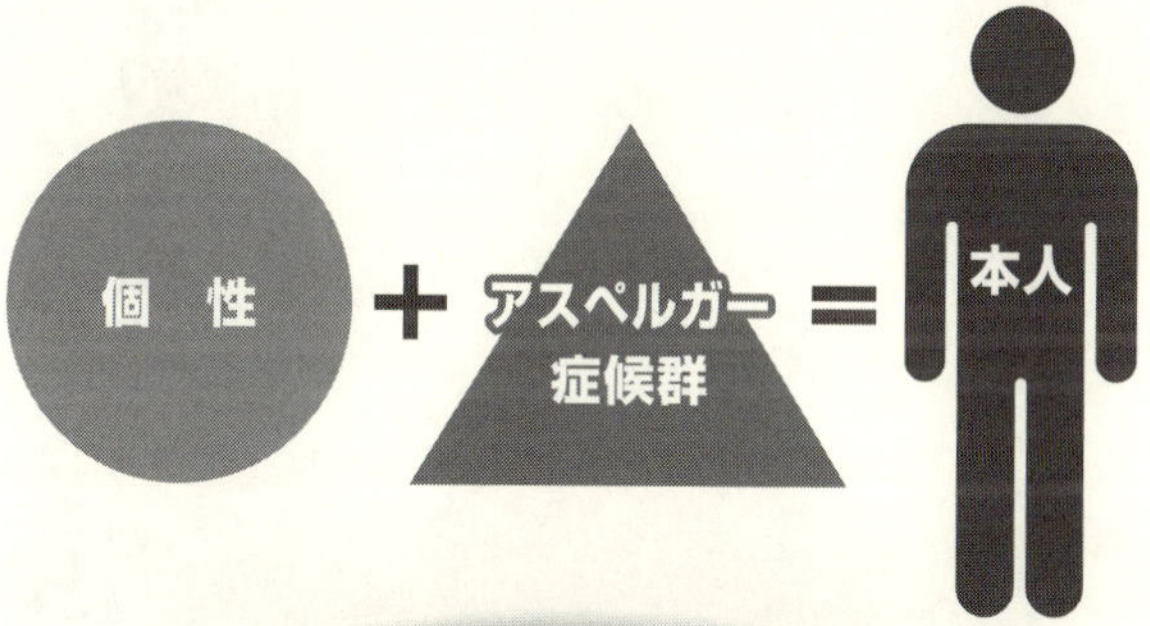

障害を理解すること
≠ その人を理解すること

例えば、「脚をケガした人」を理解しようとしたときに、「そのケガはどんなケガか」「どう治療したらいいか」を知っただけでは、その人自身を理解したことにはならない。

同じように、アスペルガー症候群の人のことも、アスペルガー症候群という障害の部分を知っただけで、障害以外の部分を理解しなければ、その人全体を理解することはできない。

デイケアにおける家族支援と新たな取り組み

自己認知と環境調整が大切であると前述しましたが、ご本人の一番近くの「環境」であるご家族の協力を欠かすことができません。ご本人と同じようにつらさをかかえてきたご家族への支援も重要であると考えています。個別相談の他に、家族のみを対象にした「家族のつどい」を開催しています。障害の理解や対応等の講義と家族同士の交流を深める懇談会を行っています。最近では「家族会」が組織され、ご家族の方と力を合わせて支援の仕組みづくりを行っています。ご本人と同様、同じ苦しみをかかえている家族同士の交流はとても有意義な時間になっているようです。

他には親子関係ではなく夫婦関係の中で生じる悩みを共有できる場「パートナーの会」、女性だけで構成される「女子会」、発達障害グループを卒業された人で構成される「OB会」を行っています。

そのようなグループの開催告知や参加者のコミュニケーションツールとして最近、SNS（ソーシャル・ネットワーキング・サービス：人と人とのつながりを促進・サポートするコミュニティ型のWEBサイト）を活用しています。グループの参加者のみが閲覧できるようにし、メッセージを送り合い、スケジュールを共有したり、ブログを公開したりしています。

コミュニケーションが苦手な人も余計な神経を使わずに交流ができるというメリットやすでに構築された関係をより強化できるというメリットがあります。

今後もよりニーズに合った支援をしていきたいと考えています。

デイケア、ショートケアにおける支援を始めて4年が経ちますが、大人のアスペルガー症候群は、関わりや自己認知・環境調整によって「生きやすさを身につけられる障害」であると強く確信しています。これからもご本人とご家族とともに、居場所と感じられる場所、アイデアを得られる場所をつくっていきたいと考えています。

（p110～119　昭和大学附属烏山病院デイケアスタッフ　横井英樹・五十嵐美紀）

コラム

デイケア参加者の手記

次の文章は私が診ているアスペルガー症候群の男性の方が書いた文章です。個人が特定できないように細部を変更し、ご本人の承諾を得て転載いたします。周囲と自分の違いを強く感じ、それを努力不足のせいと自責し続けた彼の苦しみと、デイケアに参加し同じ診断を受けている人の話を聞いたり交流したりすることによって変化した彼の心境を読み取っていただけると幸いです。

現在彼は、自分と似た感覚で悩んでいる人の力になりたいと考えています。私たちも皆さんの力になれるよう尽力したいと強く感じています。

Bさん（男性・30代）

まず、最初にお断りしておきたいのですが、これからお話しすることは、すべて私個人の主観をもとにしておりますので、発達障害を持った方に皆当てはまる、というわけではないと思われます。発達障害とひと括《くく》りにしても、ひとりひとり資質も環境も違うわけですから、おそらく苦しみも対処法もそれぞれに違うのではないか、というのが私の考えです。

私の特性について簡単にご説明します。

まず言外の意味がわかりづらいという特性があります。私は朝起きることが苦手で、よく母親から「朝ごはんはどうするのか」と怒られます。私はずっと、朝ごはんを無駄にしてしまうことに対して怒っているのだと思って納得していましたが、最近発覚したところによると、無駄になることよりも朝ごはんを食べないこと、生活リズムが乱れていることを心配しているというメッセージが含まれていたようです。言葉以外の相手の気持ちを理解することは私には難しいようです。

心配するという概念はよくわかりません。目の前で困っていて自分が力になれそうな場合は手助けすることを厭《いと》わないのですが、物理的に自分が心配しても状況が変わりそうにないことに対しては心配しても無駄であると考えてしまいます。同じように無駄な心配をされることも好きではありません。合理的であるように聞こえますが、実は単純に他人への感情が薄い、感覚がないということなのかもしれません。

また特別な場合を除いて、人との会話を楽しいと思うことができません。さらに、相手に嫌われることが恐ろしく、過剰に気だけは遣ってしまうので、非常に苦痛を感じます。これについては、家族間の会話も例外ではありません。健常の方が発達障害者に違和感を持たれるように、こちらの側も同じようなものを感じるということなのかもしれません。話しかければ喜ぶとは限らず、つらい思いをしていることも多いのです。

規則正しく自分を律する、ということも非常に苦手で、普通に暮らしてしまうと一般的にいって不潔でだらしない状況になってしまいます。これは時間や、やらなければならないこと、やりたいことの整理がうまくできないということだろうと思います。理屈としてはやらなくてはいけないことを理解していても、その方法を考えすぎることで行動することが嫌になってしまうこともよくあります。

思い返してみれば、私は幼いころから皆とは違っていました。

突然体を殴られるなどの軽いいじめを受けており、自分としては仲のよいつもりでいた友達が急に怒って嫌がらせをしてくるということもありました。原因はいまだにわかりません。悪気はなかったのですが、問題行動のようなものを起こし、学級会で吊《つ》るし上げられることもありました。完全ないじられキャラでからかわれたり、バカにされたりなどは日常茶飯事であり、非常に嫌だったにもかかわらず、恐怖感からそれを伝えることができず、ただ怒りをかかえている、という毎日でした。普通に暮らしたい、体面を考えると恥ずかしいという思いで大学に進学しましたが、やはり恐怖感、不安感から大学に馴染《なじ》めず、登校することは稀《まれ》でした。通えていないことで精神的に不安定になり、電車内で突然震えだしたり、ということもありました。最終的には中退という形になりました。

その後は、自分がバカにされたり、恐怖や不安に苛《さいな》まれたりするのは、弱いことと、男らしくないことが原因だと考え、ひたすらアルバイトに励みました。働くことで強い大人になりたかったのです。しかし、激しい疲れを感じるのみで、自分が問題だと思っていることはほとんど改善されませんでした。次第に疲労がたまり、物事に対して無気力になっていきました。アルバイトも続かなくなり、心から自分を駄目な人間だと思い、引きこもるようになりました。

そんな中、新聞で発達障害の記事を目にし、診断を受けた方の境遇が、どこか自分と重なるような気がしました。すぐに予約を取り、なんとか診断にこぎつけることができました。

診断後は主治医の勧めで、発達障害専門プログラムに参加し始めました。はっきりと診断を受けたこと、グループ参加者の話を聞くことで長年疑問に思ってきた出所のわからない恐怖や不安に対してひとつの回答が得られた気がします。

その他のよかった点として、私のような人間でも自然にしていられる、興味の持てる場所があると感じることができたことです。今までは、頭の中で言葉にしたことによる影響力を何回も考えてから話をしていたので疲労困憊《こんぱい》し、周囲にあった会話などで得られる情報はまるで興味のないもので、無理をして付き合わなければならないようなものがほとんどでした。そんな私が興味を持てる、それによって、その場にいる人々に親近感や好感を持てるということが新鮮な驚きでした。私は、自分の中にそういった感覚があるということすら知りませんでした。人間にとって、そういった場が与えられるということは、水や食べ物を得ることのように重要なのだろうと思います。私はようやくそれを見つけられたことで、以前よりずいぶん冷静に物事を考えられるようになり、そのことが若干の積極性にもつながってきているようです。「失敗」に対する考え方も変わりました。今までは失敗を恐れて行動を制限していたけれども、失敗をどうカバーするかに重点を置いたほうが有益であることに気づいたのです。

私という人間の資質は変わることがないでしょうが、これらの小さな変化は、以前には感じられなかったものでした。プログラムは参加すればすべてがうまくいくという都合のよいものではないでしょうが、私のような人間に、ある種のきっかけを与えてくれる可能性がある、その力は十分にあるというのは確かだと思います。

今後についてですが、人の役に立ちたいとぼんやりと考えています。似たような感覚で悩んでいる方の手助けをし、孤独感を軽減してほしいと考えているのです。参加者やスタッフに評価された文章力を生かすためにパソコン資格を取る等、方法を模索中です。今回手記の話をお引き受けしたのも、そのような思いからです。

第4章

社会で孤立感を深めないためにできること

大人のアスペルガー症候群が、社会で孤立しやすい面があるのは確かです。周囲の理解と本人の努力によって、「困り感」を軽減しながら、暮らしやすさを手に入れたいものです。

これから「自分」でできること～
「誤解」を受けない振る舞いとは

アスペルガー症候群の人は、生まれながらに脳機能に偏りがあり、子どものころからつらい思いや大変な思いをしながら生きてきました。

それはもちろん、本人のせいではありません。しかし、本人自身がアスペルガー症候群を十分に理解することも、とても大切なことといえます。例えば、自分ではおかしいと思っていない言葉遣いが周囲には奇異に思われていたり、挨拶をしないことで相手を怒らせてしまうこともあるでしょう。

しかし、問題なのはアスペルガー症候群の人はそうした周囲の目に気づくことができないという点です。自らの行動を変えていくには、本人の自覚や努力に加えて「適切なサポート」を受ける必要があります。

周囲の人が自分のことをなぜ変と感じるのかを、家族や友人、デイケアスタッフなどのサポーターを頼りに客観的に理解しながら、対処方法を習得しましょう。

相手に誤解を与えない「スキル」を身につける

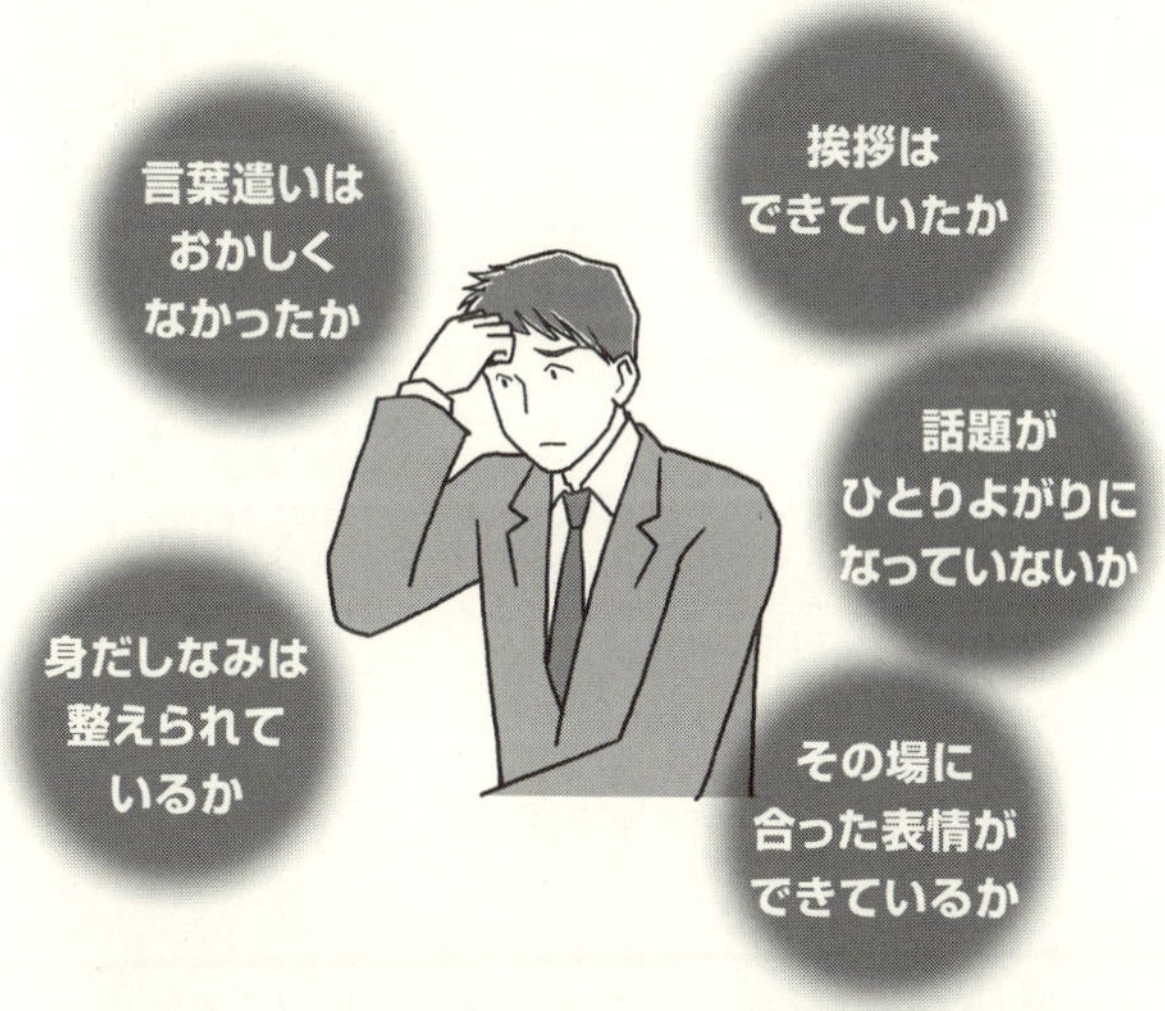
言葉遣いは
おかしく
なかったか
挨拶は
できていたか
話題が
ひとりよがりに
なっていないか
身だしなみは
整えられて
いるか
その場に
合った表情が
できているか

これらに気づくためには周囲のサポーターの存在が不可欠!

アスペルガー症候群だということで、自分自身を責める必要はない。しかし、定型発達の人との違いをサポーターを頼りに客観的に認識し、自分のどのような行動が誤解を与えやすいのかを知ることはとても大切。ひとりで悩まずに、まずは周囲のサポーターに相談するとよい。

周囲に誤解を与えない「話し方」を覚えよう

アスペルガー症候群の人が、周囲に「変わっているな」と思われる原因のひとつに、その独特な話し方があります。

具体的には、抑揚のない感情のこもらない話し方、自分の興味のあることは一方的に話し続ける、悪気はないのに正直すぎる発言が相手を傷つける、比喩《ひゆ》やたとえ話が通じない、といった問題があります。会話がかみ合わないことで、ますますコミュニケーションが疎遠になって孤立しないためにも、誤解を与えないような話し方を覚えることはとても大切です。

意味がよくわからなかったときは素直に質問をし、正直すぎる発言が相手を傷つけたようなときには、別の言い方、表現方法がなかったか考えてみましょう。会話がひとりよがりになっていないか気をつけることも大切です。周囲をよく観察することで、誤解を与えない話し方を身につけていくことは可能です。

しゃべり方・内容・相手を傷つけないことなどに注意

話し方についてもよい
サポーターを見つける
ことが大切

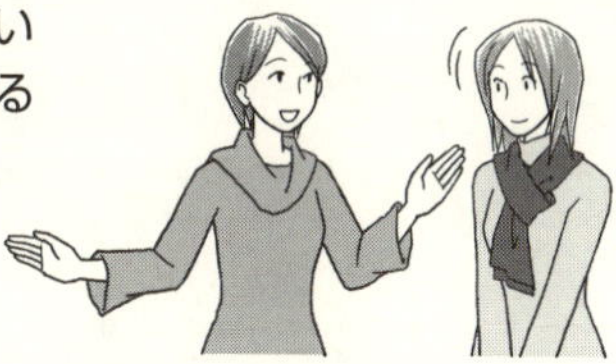

アスペルガー症候群特有の「話し方」

- 平板で感情のこもらないしゃべり方
- 興味のあることは、一方的に話し続ける
- 唐突に話題を変えてしまう
- その場の空気が読めない
- 正直すぎる発言が相手を傷つける
- 比喩やたとえ話が通じない

「意味がわからないときは素直に質問する」
「自分の発言が相手を傷つけたら、別の言い方を考える」
「相手の会話を引き出す質問(YES・NOでないもの)をする」

↓

サポーターの援助で、誤解を与えない話し方を身につけていく

自分の「得意分野」を究めて「プラス面」につなげる

アスペルガー症候群の特徴である「興味の幅が狭く深い」というのは、「こだわりが強い」というマイナス面としてとらえられてしまうことがあります。興味の幅が狭いことで周囲と話が合わず、他者とのコミュニケーションに、より臆病になってしまうということも確かにあるかもしれません。

しかし、これを裏返すと「得意分野には非常に強い」というすばらしい面になることにぜひ気づいてほしいものです。子どものころ、誰も知らないような昆虫や動物の名前をかたっぱしから記憶していた、魚の名前は何でも知っていた、などの特性を示す子も珍しくありません。そのため、アスペルガー症候群の子どもは「天才肌」といわれることがよくあります。

自分が得意だと思った分野について、深く勉強するのは大変よいことです。社会に出たときには、自信を持って得意な面をプラスにつなげましょう。

特性をマイナス面ととらえず「得意分野」と考えよう

「興味の幅が狭く深い」とネガティブにとらえると……	「得意分野には非常に強い」とポジティブにとらえると……
↓	↓
周囲と話が合わず、孤立してしまう	**得意な面を生かした仕事に就いて才能を発揮できる**

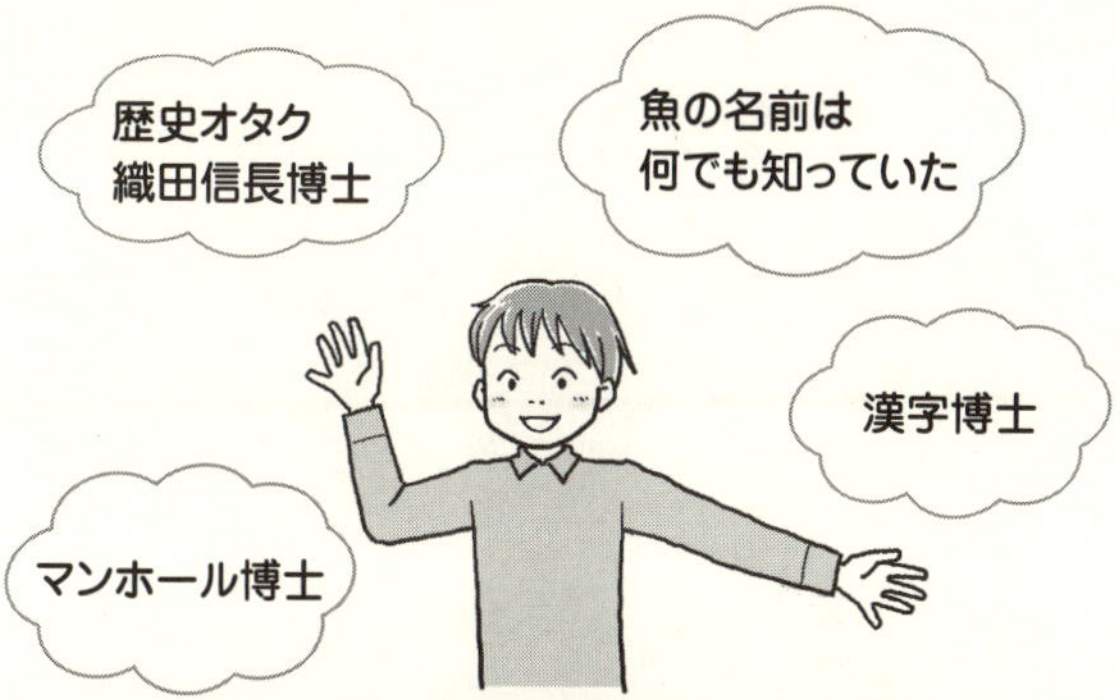
歴史オタク
織田信長博士
魚の名前は
何でも知っていた
漢字博士
マンホール博士

アスペルガー症候群の子どもは
「天才肌」
といわれることがよくある

アスペルガー症候群の人に向いている仕事とは?

最近はアスペルガー症候群の人たちを取り上げる報道番組が増えてきました。私のところにもいくつかの取材がありました。就職がうまくいかない彼らの悩みを軽減してあげたいと、私も就労の問題を積極的に提起しています。

彼らは、特に男性の場合は理系人間です。パソコンのプログラミングやソフト制作などは得意な分野です。そういった分野で、アスペルガー症候群を対象に人材育成をしてくれる会社も現れています。

理由はわからないのですが、女性当事者の場合は少し事情が違います。彼女らは文章を書くのが好きです。私も彼女らの手記に感心することがよくあります。作家は商売になりにくいですが、作文が必要な業種は向いています。

外国語が得意な人も多く、企業翻訳や法務などは彼らの活躍できる業務でしょう。これからは彼らをうまく使う業界が発展する、といいたいです。

アスペルガー症候群に向いている仕事と向いていない仕事

向いている仕事

- ●エンジニア
- ●研究職
- ●翻訳家

人と接することが少なく、
ひとつひとつのことにじっくり
取り組めるような仕事。

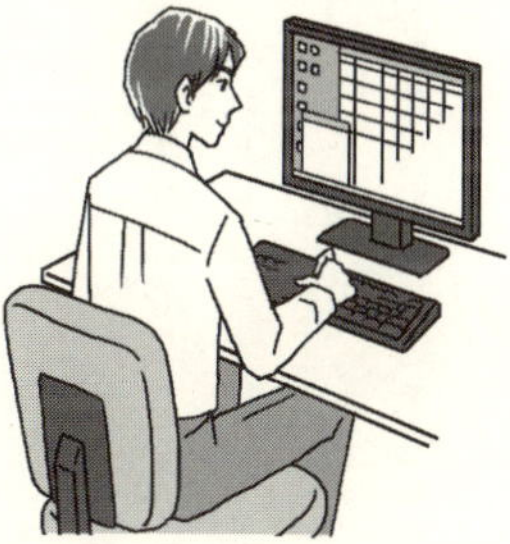

向いていない仕事

- ●接客業
- ●営業
- ●人事関係の仕事

相手に合わせて臨機応変に
対応しなければならない仕事や、
複数の情報を同時にこなす仕事。

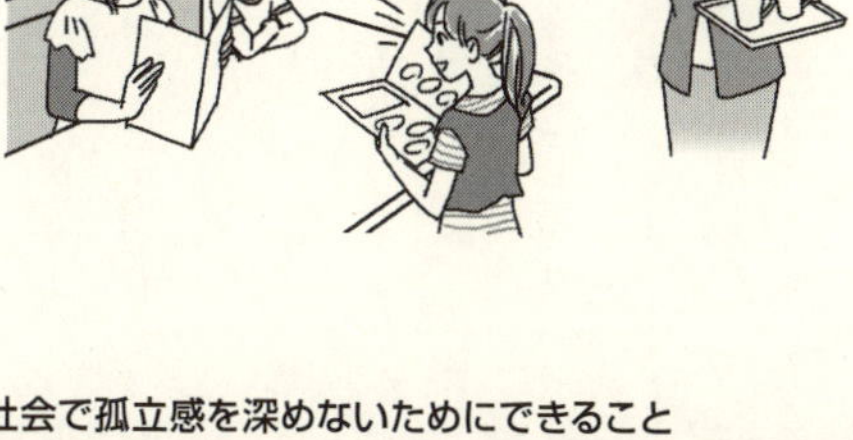

時間の構造化で生活しやすくする

アスペルガー症候群の人には、自分の行動に見通しを立てて計画通りに行動するのが苦手な人がいます。次の行動を考えすぎて、結局疲れて出来なかったり、優先順位が付けられない人もいます。そんな人には時間を構造化することが有効な手段です。「構造化」とは専門家の援助技術として使われる技法であり、時間や空間（環境）を可視化、整理して生活しやすくすることです。

取り組みやすいのは時間の構造化で、時間軸のあるスケジュール表を活用します。単純なことですが、大まかなスケジュールは立てていても、時間（分）単位で予定を立てる人は少ないと思います。仕事モードから抜け出せずに休日を過ごしてしまうアスペルガー症候群の人は、休日にも予定を立てることが有効です。ただし、予定は狂うものなのでゆとりのある計画を立てたり、予定自体を第三者に相談できる環境づくりも必要です。

時間を構造化する工夫

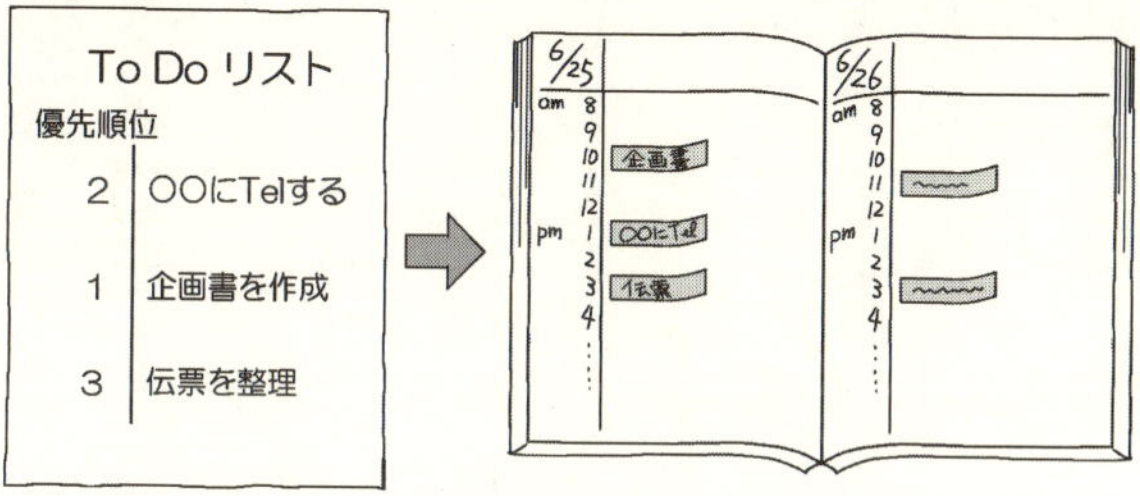

To Doリストをつくり、それをもとに計画を立てる。
予定を組み替えやすいように、付箋を利用すると便利。
時間軸のついている手帳を使うとスケジュールを把握しやすいのでお勧め。

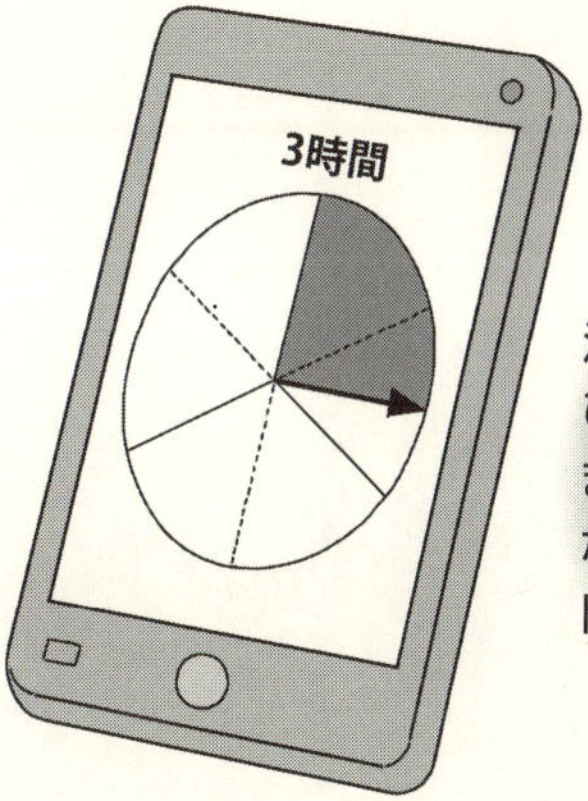

注意の切り替えが苦手で、ひとつの作業に没頭してしまい、次の予定を忘れがちな人は、アラームや、スマートフォンのアプリが有効。

「発達障害」を「テクノロジー」で助ける試み

アスペルガー症候群を含めた「発達障害」への理解を深めることは大切ですが、社会全体の理解を待っているだけでは、アスペルガー症候群の人が直面している問題を「今すぐ」解決することはできません。そんな中で、さまざまなテクノロジーを用いて「困り感」を減らそうという試みがなされています。

例えば聴覚の過敏さを持つ人は、ちょっとした音にも反応してしまうという大変さがありますが、耳栓やノイズキャンセリングヘッドホンをうまく活用することで快適さが向上します。すべての音域を遮断するのではなく、会話はある程度可能なものが多いので周囲の理解が得られれば、勤務中の利用もできるかもしれません。

視覚の過敏さを持つ人は、光の量や情報量を抑制するためにサングラスを利用することが役立ちます。仕事中に真っ黒なサングラスというわけにはいきませんが、薄いグレーやブラウン等の日常使用が可能なものでも十分効果があるようです。

人の話を聞いていると、特定の言葉に気を取られて話が理解しにくい、うまく整理ができないという方は、ICレコーダーで記録し後から再生して確認する方法があります。聞きもらしてもよいという安心感からその場の理解度にも貢献します。

最近は携帯電話やスマートフォンで利用可能なさまざまなアプリケーションが便利です。見通しを立てたり、予定通り実行したりするのが苦手な方が、タイマー機能を利用して時間を可視化したり、集中しすぎて切り替えが難しい方は携帯のバイブレーション機能を利用して注意を切り替えるきっかけに利用できます。

「全体像を把握するのが難しい」という特性に対して、「マインド・マップ」という図の描き方（思考ツール）があります。これはひとつの概念に関する枝葉をイラストを交えて図式化し、全体像のイメージづくりに役立てるという方法です。わかっている部分の枝葉は多いのに、そうでない部分は貧弱なままという図を見ることで、何が不足しているのかがつかみやすくなります。

パソコンソフトなどを使って「困り感」を取り除く

「テクノロジー」を用いて「困り感」を減らそうという試みが始まっている。

〈マインド・マップの例〉

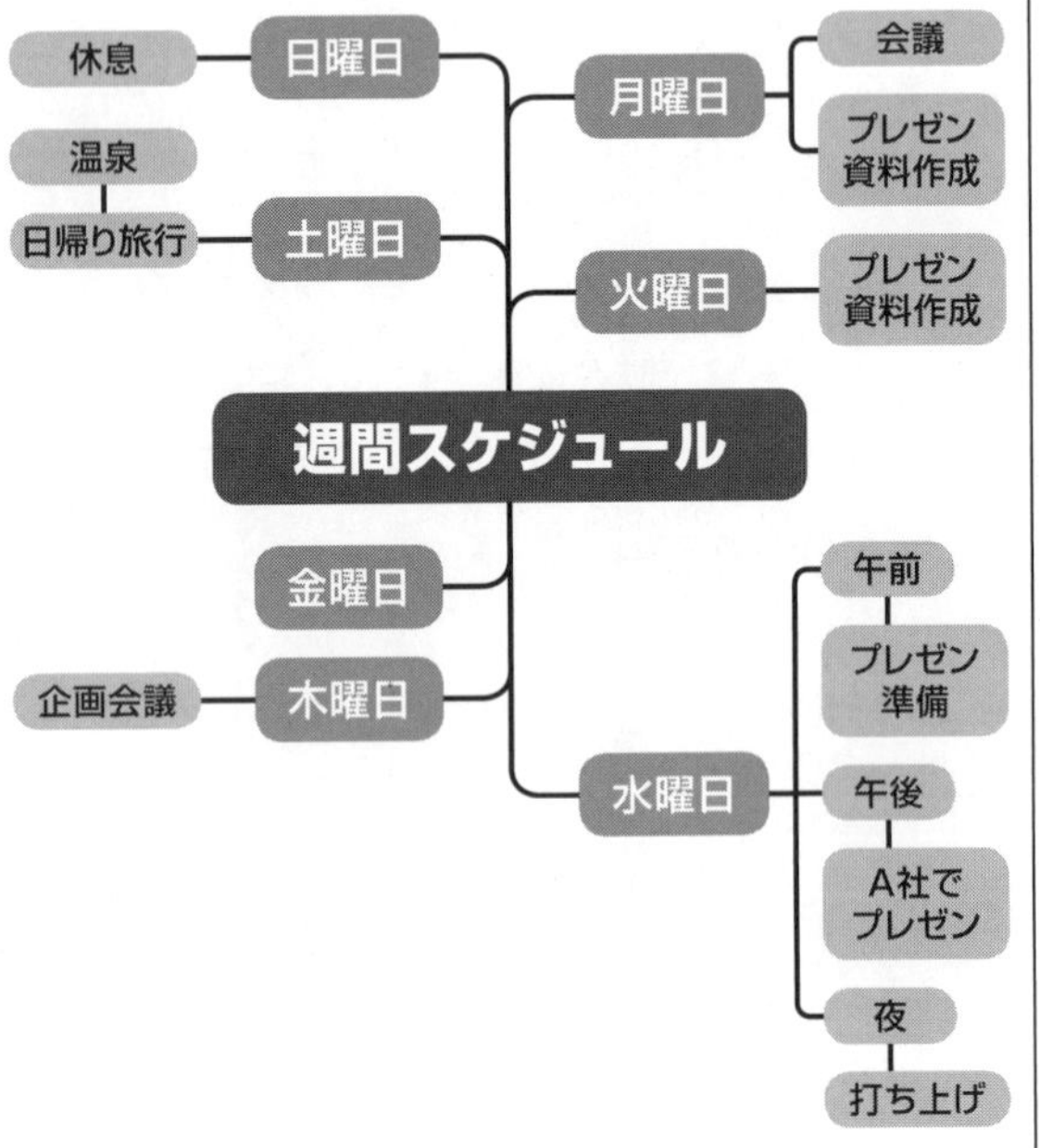

パソコンや携帯のメールが「困り感」を救う？

アスペルガー症候群の人には、対人コミュニケーションの障害があります。面と向かって話をすると、相手の表情が読み取れなかったり、比喩がわからないといった問題が、信頼関係を失わせる原因となることもあります。

その点パソコンや携帯のメールは、直接顔を合わさない分、アスペルガー症候群の人にとって余計な神経を使わずにすむといった利点があります。また、話の内容が明確に文章化されていると、自分が相手の意図を誤解してしまうことも、相手にとって不適切な表情や頻繁な聞き返しをすることもなくなるため、誤解を受けることも少なくなるのです。

メールの他にも、チャットを使って対人コミュニケーションを取れるようになった人もいます。今まで誰とも意思の疎通ができないと思っていた人が、チャットによるやりとりで、孤独感から解放されるケースもあります。

文章によるコミュニケーションでうまくいくことは多い

アスペルガー症候群の人は……

相手の表情が読み取れない

比喩がわからない

言葉のウラが読めない

面と向かうと、お互いの誤解を招いて人間関係がうまくいかないという問題が起きやすい!

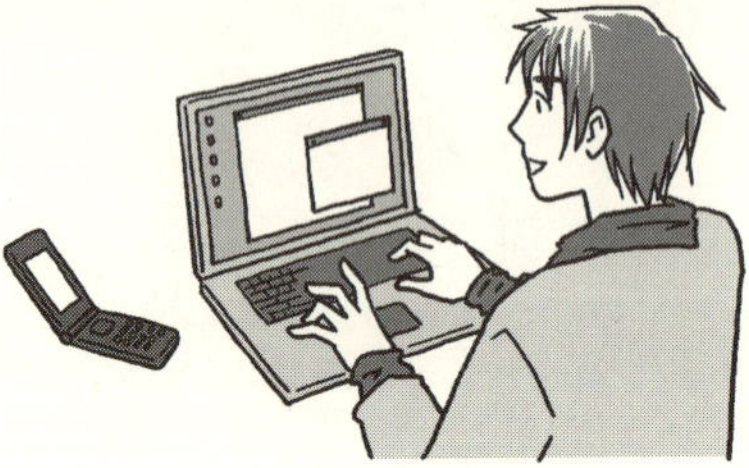

現実の社会でコミュニケーションがうまくできない人が、チャットによるやりとりで、孤独感から解放されるケースもある。

自分の特性を知り、相手に伝える

アスペルガー症候群の人が職場で困るのは、苦手なことと得意なことがはっきりしている点です。苦手なことは本人のせいなのではなく、脳機能に偏りがあることが原因なので、自分の意思で直せるものではありません。

そのため、昔かたぎの「俺が叩き直してやる、俺についてこい」といった上司が身近にいると、非常に強いストレスを感じることになってしまいます。相手は、よかれと思って教育しているつもりでも、アスペルガー症候群の特性から、どうしてもうまくできないことがあるのです。

また、本人も努力が足りないと自分を責めてしまいがちで、うつ病や引きこもりなどを引き起こす原因にもなりかねません。不幸な誤解を招かないためにも、まずは自分の特性をよく知りましょう。さらに、家族など本人の障害をよく知っている人にあいだに入ってもらい、職場の理解を求めることも大切です。

苦手分野は「教育的指導」で直せるものではない

アスペルガー症候群の人は、脳の特性から
得意なことと苦手なことがはっきりしている

↓

「教育」しても苦手分野を
得意分野に変えることはできない

↓

「俺についてこい」というタイプの上司には、
ついていけないのが現実

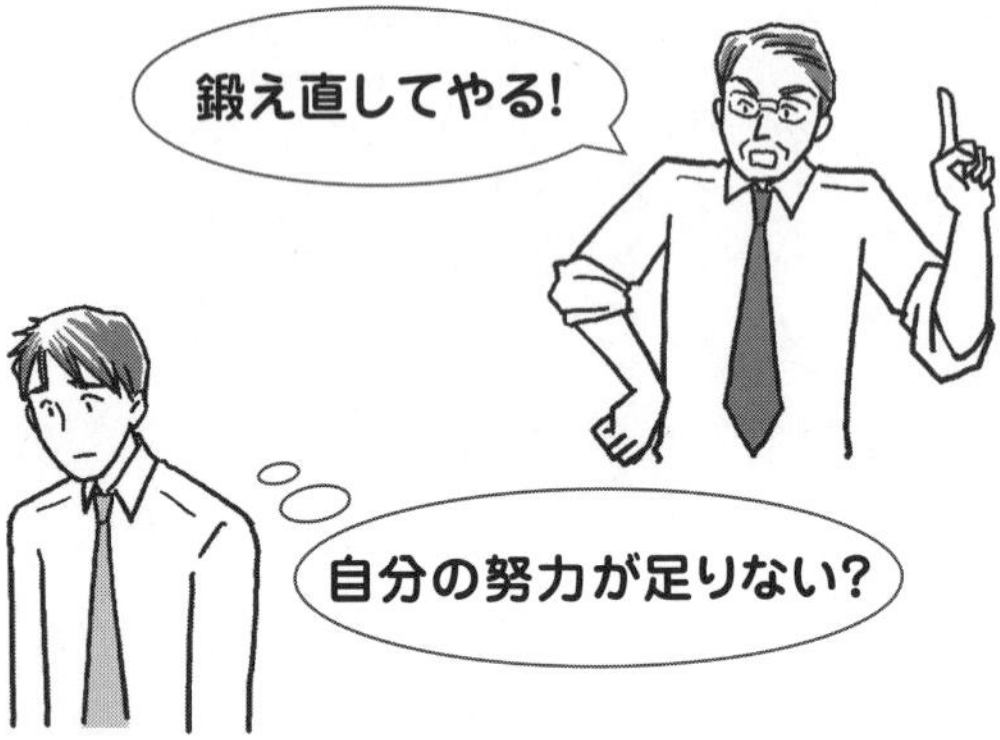

「生きにくさ」を軽減していくために「社会」ができること

近年、「アスペルガー症候群」の認知が高まりつつあるのは確かですが、まだまだ、その障害が社会に受け入れられているという状況にはありません。実際、「人の目を見てしゃべらない」「どうも会話がかみ合わない」といった人が身近にいたら、困惑してしまうのではないでしょうか。

しかし、本当に困っているのはアスペルガー症候群の人のほうかもしれません。自閉症と同様の「脳機能の偏り」という障害を持ちながら、知的障害がないゆえに、定型発達の人と同じような生き方を、いわば彼らは日々学習しているのです。それがわかれば、社会でも受け入れやすくなるように思います。

車椅子を使って移動する人をサポートするように、アスペルガー症候群という「障害」を抱えた人を社会全体が受け入れられるような環境づくりが期待されます。

特有の症状を受容できる「豊かな社会」づくり

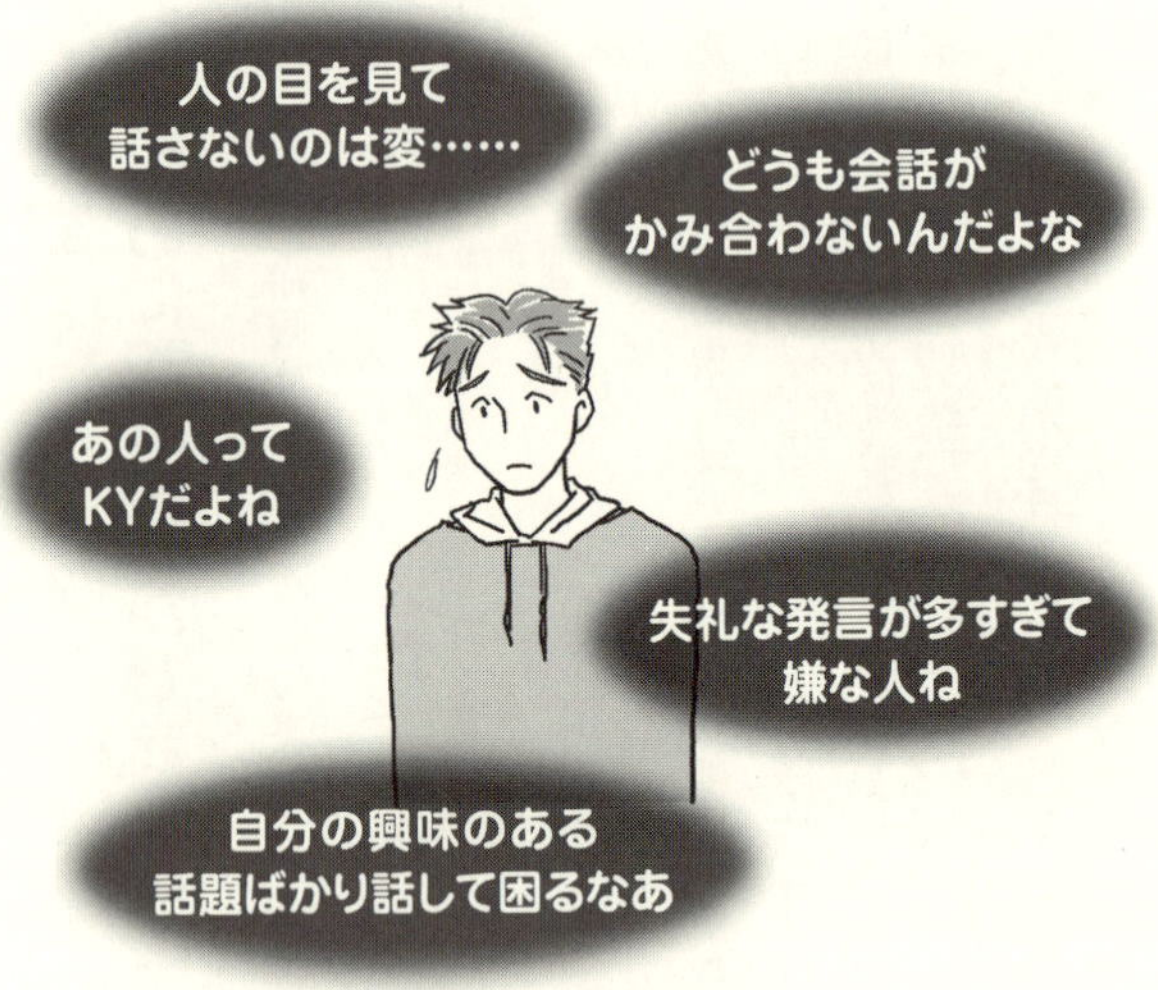
人の目を見て
話さないのは変……
どうも会話が
かみ合わないんだよな
あの人って
KYだよね
失礼な発言が多すぎて
嫌な人ね
自分の興味のある
話題ばかり話して困るなあ

「周囲に理解されず、困っているのはアスペルガー症候群の人のほう」という認識を、社会全体が持たなければならない。アスペルガー症候群の人は、「脳機能の偏り」という障害を持ちながら、知的障害がないために、定型発達の人と同じような生き方を「強いられて」いる。

利用できる制度を知っておこう

これまで我が国では身体障害、知的障害、精神障害に対して個別に支援を行ってきましたが、アスペルガー症候群をはじめとする「知的障害のない発達障害」はこの枠組みから外されてきました。しかし、2005年に「発達障害者支援法」が施行されました。制度の谷間に置かれ、気付きや対応が遅れがちであった発達障害の人に対して、それぞれの障害特性やライフステージに応じた支援を国・自治体・国民の責務として定めた法律です。

その流れを受けて、2011年には「障害者基本法」に発達障害が明記されました。障害認定基準にも含まれるようになり、障害年金申請時に必要な診断書にも発達障害の特性に合わせた様式が用意されるなど、少しずつではありますが、支援の仕組みが整いつつあります。

自立支援医療制度を活用すれば、外来医療費やデイケア・ショートケアも原則として1割の自己負担額ですみます。

また、患者さんの相談で最も多い「就労」についての制度もあります。「精神障害者保健福祉手帳」を取得し、障害者枠での雇用を目指すのも一つの方法です。「障害者雇用促進法」によって、一定規模以上の民間企業や官公庁には障害者を雇用する義務が課せられているので、選択肢の一つになります。就労の前段階の訓練機関としては就労移行支援事業、就労継続支援事業などの福祉事業所に通所しながら就労の適応力を高めていく方法もあります。相談機関として障害者就業・生活支援センターなどもあります。

これらの制度を利用するかどうかは状況次第ですが、支援を受けられる立場になることで、困難が解決することもあります。病院には医師のほかに「精神保健福祉士」という有資格者がいます。発達障害者支援センターや地域の相談窓口においても相談ができます。困っている場合には一人で悩まず、まずは相談してみることをお勧めします。

アスペルガー症候群に関するさまざまな福祉制度

自立支援医療制度	入院しないで行われる医療(外来診療・調剤・デイケア・ショートケアなど)を対象に、自己負担が原則1割になる制度。
障害年金制度	加入している年金制度に基づいて、障害の程度によって支給されている年金。受給要件は確認が必要。障害認定基準の改正による、発達障害への適用の広がりに期待。
精神障害者保健福祉手帳	1～3級があり、各種税制優遇措置・交通機関運賃割引などが受けられる。取得によって障害者枠での就労が可能になる。
就労移行支援・就労継続支援事業	障害者自立支援法に基づき、生産活動の機会の提供、就労に必要な知識および能力の向上のために必要な訓練などを行う。
障害者就業・生活支援センター	職業生活における自立を図るために、就業及びこれに伴う日常生活、社会生活上の支援を行う。

コラム

アスペルガー症候群と「犯罪」との関係

「アスペルガー症候群が凶悪犯罪の元凶」は間違い

「アスペルガー症候群」が世の中に知られるようになったきっかけのひとつに、近年起こっている凶悪な少年犯罪の加害者に、この診断名が下った例が続いたということがあります。アスペルガー症候群という疾患が、凶悪犯罪の元凶であるかのような誤った報道もなされ、大きな誤解を招いています。

しかし、実際に「アスペルガー症候群の人が犯罪を起こしやすい」というデータはありません。アスペルガー症候群と思われる少年の犯罪率は、鑑別所や少年院の中でも2%程度とされています。これは、そういった施設の入所者は男性がほとんどであることを考え合わせれば、一般的な人口での比率とそれほど変わりません。

引き起こすのは、軽微な犯罪がほとんど

犯罪を起こしたケースを調べると、世の中の仕組みがよく理解できていないために引き起こされた軽微な犯罪がほとんどです。

ただ、ごく稀に自分本位の「こだわり」から、社会の規範から大きく外れてしまう、「突き抜けた」犯罪を起こすことがあるのです。

アスペルガー症候群の人の犯罪には、強制わいせつが比較的目立つのですが、これも本人特有の理論で犯罪を行っているといえます。

「想像力の欠如」や「コミュニケーション能力の低さ」により、相手の気持ちが自分に向いていると勘違いをしたり、被害者の気持ちが想像できないために犯罪行為へ至ってしまうことがあります。また「興味が限定している」という性質により、

性的な興味が相手の体の一部分に限定されて、それが強制わいせつにつながることもあるのです。

ただし、だからといって、アスペルガー症候群の人が「性欲が強く、性犯罪を起こしやすい」という意味ではありません。むしろ、アスペルガー症候群の人の性的な関心は比較的薄い傾向があります。関心が薄いために、同年代の男性の性的行為を無批判になぞり、「それくらいの年齢になれば、そういうことをするものなのだ」と思い込んで行動し、それが結果として犯罪に結びついてしまう場合が多いということができます。

犯罪被害者にならないように注意が必要

アスペルガー症候群の人は、加害者になるよりも、犯罪被害者になるケースのほうが多いことにも注意を向けるべきです。たとえば、特有の風変わりな行動のせいで、いじめられることがあります。また、字義通りに受け取ってしまうので、だまされやすく、詐欺の被害に遭《あ》う場合も多くあります。

アスペルガー症候群の人の家族や周りの人は、本人がそのような被害を受けないように、注意して見守る必要があります。

あとがき

アスペルガー症候群について、その独特さが本書を読んでわかっていただけたでしょうか。一方的で「自己チュー」なんだけど、どこかほほえましい彼らの特徴が、何とか読者の皆さんに伝わればと思います。彼らは単なる「KY」「天然」ではないのです。それを私は障害と呼んでいます。

最近の脳科学の進歩は目覚ましいものがあります。脳がうまく働くように、MRIでリアルタイムにモニターしながら自己学習するなどという手法も、決して夢物語ではなくなりつつあります。こういった科学の進歩をうまく応用できれば、アスペルガー症候群の人たちの生きづらさを軽減することができるかもしれません。また、生まれたときから始まる障害を、周りも早くから認知して、無用なあつれきを避けることを、次の世代の子どもたちには何が何でも実現しなくてはいけません。

脳科学はそのためにも貢献できるはずだと、私は信じています。

私たちの病院を訪れる当事者の人たちにとって、灯台のような役割を果たしているのがデイケア（リハビリテーションセンター）です。その大黒柱として活躍しているのが、臨床心理士の横井英樹さんと、精神保健福祉士の五十嵐美紀さんです。本書の実践編は、お二人の貢献があってはじめて「納得のいくもの」になったように思います。ここにあらためて感謝したいと思います。またご自身のつらい過去を振り返る手記を寄せてくださった当事者の皆さん、ご家族の皆さんに感謝します。

このごろは、マスコミの取り上げ方も、社会で彼らの能力をどのように生かすかといったものに変わってきているように思います。それだけ前向きになりつつあると感じます。この方向をさらに確かなものにしなければいけません。当事者の努力が実を結ぶ社会になってくれることを願ってやみません。

加藤進昌

本書は、２００９年1月に小社より刊行された単行本『ササッとわかる「大人のアスペルガー症候群」との接し方』を改題し、大幅に改訂して文庫化したものです。

加藤進昌一昭和大学大学院保健医療学研究科教授。同大学附属烏山病院院長。東京大学名誉教授。医学博士。

1947年、愛知県生まれ。東京大学医学部卒業。帝京大学精神科、国立精神衛生研究所、カナダ・マニトバ大学生理学教室留学、国立精神・神経センター神経研究所室長、滋賀医科大学教授などを経て、1998年には東京大学大学院医学系研究科精神医学分野教授。東大在職中には附属病院長もつとめた。

専門は内分泌学。「変わっていく脳」「環境と脳」といった脳科学の知見を、PTSDや発達障害をはじめとする心の病気の治療に役立てたいと考えている。現在、脳科学と遺伝子研究に基づいた成人アスペルガー症候群の治療法開発に積極的に取り組み、烏山病院では成人発達障害の専門外来を行っている。

著書には『とらわれの脳』(監訳、学会出版センター)、『text精神医学』(共編、南山堂)、『あの人はなぜ相手の気持ちがわからないのか』(PHP文庫) などがある。

講談社+α文庫 大人《おとな》のアスペルガー症候群《しょうこうぐん》

加《か》藤《とう》進《のぶ》昌《まさ》 ©Nobumasa Kato 2012

本書のコピー、スキャン、デジタル化等の無断複製は著作権法上での例外を除き禁じられています。本書を代行業者等の第三者に依頼してスキャンやデジタル化することはたとえ個人や家庭内の利用でも著作権法違反です。

2012年6月20日第1刷発行
2015年4月22日第5刷発行

発行者――――鈴木 哲
発行所――――株式会社 講談社
東京都文京区音羽2-12-21 〒112-8001
電話 出版部(03)5395-3529
販売部(03)5395-5817
業務部(03)5395-3615

デザイン――――鈴木成一デザイン室
本文データ制作――大日本印刷株式会社
カバー印刷――――凸版印刷株式会社
印刷――――大日本印刷株式会社
製本――――株式会社国宝社

落丁本·乱丁本は購入書店名を明記のうえ、小社業務部あてにお送りください。
送料は小社負担にてお取り替えします。
なお、この本の内容についてのお問い合わせは
生活文化第二出版部あてにお願いいたします。
Printed in Japan ISBN978-4-06-281477-5
定価はカバーに表示してあります。

講談社+α文庫 Ⓐ生き方

書名	著者	内容	価格	番号
きものは、からだにとてもいい	三砂ちづる	快適で豊かな生活を送るために。「からだにやさしいきもの生活」で、からだが変わる！	648円	A 125-3
思い通りにならない恋を成就させる54のルール	ぐっどうぃる博士	「恋に悩む女」から「男を操れる女」に！ネット恋愛相談から編み出された恋愛の極意	690円	A 127-1
僕の野球塾	工藤公康	頂点を極め、自由契約になってなお現役を目指すのはなぜか。親子で読みたい一流の思考	695円	A 128-1
開運するためならなんだってします！	辛酸なめ子	開運料理に開運眉、そして伊勢神宮。運気アップで幸せな人生が目の前に。究極の開運修業記	648円	A 129-1
たった三回会うだけでその人の本質がわかる	植木理恵	脳は初対面の人を2回、見誤る。30の心理術を見破れば、あなたの「人を見る目」は大正解	648円	A 131-1
叶えたいことを「叶えている人」の共通点 うまくいく人はいつもシンプル！	佳川奈未	心のままに願いを実現できる！三年以内に本気で夢を叶えたい人だけに読んでほしい本	514円	A 132-1
運のいい人がやっている「気持ちの整理術」	佳川奈未	幸せと豊かさは心の〝余裕スペース〟にやって来る！いいことに恵まれる人になる法則	580円	A 132-2
怒るのをやめると奇跡が起こる♪	佳川奈未	幸運のカリスマが実践している、奇跡が起こる、望むすべてを思うままに手に入れる方法	600円	A 132-3
コシノ洋装店ものがたり	小篠綾子	国際的なファッション・デザイナー、コシノ三姉妹を育てたお母ちゃんの、壮絶な一代記	648円	A 133-1
笑顔で生きる 「容貌障害」と闘った五十年	藤井輝明	「見た目」が理由の差別、人権侵害をなくし、誰もが暮らしやすい社会をめざした活動の記録	571円	A 134-1

表示価格はすべて本体価格(税別)です。本体価格は変更することがあります

講談社+α文庫 Ⓐ生き方

よくわかる日本神道のすべて　山蔭基央
歴史と伝統に磨き抜かれ、私たちの生活を支えている神道について、目から鱗が落ちる本
771円 A 135-1

日本人なら知っておきたい季節の慣習と伝統　山蔭基央
日本の伝統や行事を生み出した神道の思想や仏教の常識をわかりやすく解説
733円 A 135-2

1日目から幸運が降りそそぐプリンセスハートレッスン　恒吉彩矢子
人気セラピストが伝授。幸せの法則を知ったあなたは、今日からハッピープリンセス体質に！
657円 A 137-1

家族の練習問題　喜怒哀楽を配合して共に生きる　団士郎
日々紡ぎ出されるたくさんの「家族の記憶」。読むたびに味わいが変化する「絆」の物語
648円 A 138-1

カラー・ミー・ビューティフル　佐藤泰子
色診断のバイブル。あなたの本当の美しさと魅力を引き出すベスト・カラーがわかります
552円 A 139-1

宝塚式「ブスの25箇条」に学ぶ「美人」養成講座　貴城けい
ネットで話題沸騰！　宝塚にある25箇条の〝伝説の戒め〟がビジネス、就活、恋愛にも役立つ
600円 A 140-1

大人のアスペルガー症候群　加藤進昌
成人発達障害外来の第一人者が、アスペルガー症候群の基礎知識をわかりやすく解説！
650円 A 141-1

恋が叶う人、叶わない人の習慣　齋藤匡章
意中の彼にずっと愛されるために……。あなたを心の内側からキレイにするすご技満載！
657円 A 142-1

イチロー式 成功するメンタル術　児玉光雄
臨床スポーツ心理学者が解き明かす、「ブレない心」になって、成功を手に入れる秘密
571円 A 143-1

ココロの毒がスーッと消える本　奥田弘美
人間関係がこの一冊で劇的にラクになる！　心のエネルギーを簡単にマックスにする極意!!
648円 A 144-1

表示価格はすべて本体価格（税別）です。本体価格は変更することがあります